HET CULTUURTABEL VOORBEREIDINGSBOEK

100 HEERLIJKE RECEPTEN OM JE SPIEREN TE HELPEN

NISA DE KONING

Alle rechten voorbehouden.

Vrijwaring

De informatie in dit e-book is bedoeld als een uitgebreide verzameling strategieën die de auteur van dit e-book heeft onderzocht. De samenvattingen, strategieën, tips en trucs worden alleen aanbevolen door de auteur, en het lezen van dit e-book kan niet garanderen dat iemands resultaten exact overeenkomen met de resultaten van de auteur. De auteur van het e-book heeft alle redelijke inspanningen geleverd om de lezers van het e-book actuele en nauwkeurige informatie te verstrekken. De auteur en zijn medewerkers kunnen niet aansprakelijk worden gesteld voor eventuele onopzettelijke fouten of weglatingen die worden gevonden. Het materiaal in het e-book kan informatie van derden bevatten. Materialen van derden bevatten meningen van hun eigenaars. Als zodanig,

inhoud

RIJK AAN EIWITTEN

INVOERING

Niemand besteedt zoveel aandacht aan wat ze eten als een bodybuilder. De calorieën moeten kloppen en de macro's moeten in balans zijn en we mogen de micro's ook niet vergeten.

Dan zijn er de verschillende voedingsfilosofieën die strijden om de pole-position - intermitterend vasten, koolhydraten fietsen, ketogeen en flexi, om er maar een paar te noemen. Nou, wat je voorkeur ook is, deze bodybuilding-recepten hebben je gedekt.

Je vindt hier een klein beetje van alles om je te helpen de maaltijdbereiding tot een succes te maken, van calorierijk en koolhydraatarm tot koolhydraatarm en snel en gemakkelijk tot meer betrokken (en lonend!). Oh, en er zijn natuurlijk ook genoeg eiwitten!

Spieren opbouwen en vet verbranden

Bodybuilding is een delicate balans tussen spieropbouw en vetverbranding. Je hebt voldoende calorieën nodig om spieren op te bouwen, maar je hebt ook een calorietekort nodig om opgeslagen vet te verbranden. Het klinkt onmogelijk, maar dat is het niet. Het geheim? Basis wiskunde. Of, zoals het in de fitnesswereld wordt genoemd: de energiebalansvergelijking. Simpel gezegd, hoe meer spieren je hebt en hoe actiever je bent, hoe meer je moet eten. Dat komt omdat hoe meer spiermassa je hebt, hoe meer energie (bedankt, eten!) er nodig is om die spier te bewegen. Alles van basisfuncties zoals ademhaling, spijsvertering en hartslag tot lopen en de was op de trap dragen, of meer bewuste lichaamsbeweging,

Laten we, voordat je naar de koelkast rent, eens naar de andere kant van het spectrum kijken. Als we meer calorieën eten dan ons lichaam verbruikt, worden al die extra calorieën opgeslagen als vet. Dit is de reden waarom veel mensen die draaien om sterk te worden nooit slank en versnipperd worden. Ze kunnen inderdaad sterker worden, maar mager zijn betekent dat je extra calorieën verliest. Er zijn nog andere factoren waarmee u rekening moet houden, zoals slechte voedselkwaliteit, gebrek aan timing van voedingsstoffen en onjuiste verhoudingen van macronutriënten. Natuurlijk zijn niet alle calorieën gelijk gemaakt. We willen ons lichaam voeden met de beste bouwstenen, op het juiste moment om onze training van brandstof te voorzien, onze prestaties te verbeteren,

De vijftien beste voedingsmiddelen voor spiergroei

1. **Rundvlees van grasgevoerde runderen**, in vergelijking met graangevoerd rundvlees, bevat minder vet, bevat meer essentiële vetzuren en antioxidanten en minder cholesterolverhogend vet.

2. **Wit vlees:** kip, kalkoen en varkensvlees zijn allemaal uitstekende bronnen van mager wit vlees. Met een laag vetgehalte en veel eiwitten, kun je alle grammen eiwit krijgen die je nodig hebt zonder je calorie-inname door het dak te sturen.

3. **Zalm** is een van de hoogste voedingsbronnen van vitamine D. Studies hebben aangetoond dat vitamine D bijdraagt aan meer spierkracht.

4. **schaaldieren** het zijn geweldige bronnen van magere eiwitten en zink. Zink is essentieel voor lichaamsbeweging, en hoe meer we ons inspannen, hoe meer het uitgeput raakt. Door een hoog zinkgehalte te behouden, krijgt u de beste resultaten.

5. **Eidooiers** ze bevatten veel cholesterol, het type vet dat je lichaam het meest effectief gebruikt om testosteron op te bouwen. Het levert ook vitamine D, een vitamine die gekoppeld is aan hogere testosteronniveaus. De truc is natuurlijk gematigdheid, dus let op je porties.

6. **Griekse yoghurt**het bevat minder koolhydraten en veel meer eiwitten (23 g per kopje!) dan gewone yoghurt en biedt probiotica die de spijsvertering bevorderen en de opname van voedingsstoffen verbeteren.

7. **Bonen**ze zijn de vriendelijkste eiwitten die je kunt kopen. Naast eiwitten bieden bonen tonnen vezels en langzaam verteerbare koolhydraten die helpen de bloedsuikerspiegel te stabiliseren tijdens je training en dagelijkse activiteiten.

8. **Quinoa**het is het enige graan dat als een compleet eiwit wordt beschouwd. Biedt essentiële aminozuren, evenals vitamines, mineralen, antioxidanten en vezels.

9. **Kruisbloemige groenten**omvatten broccoli, paksoi, bloemkool, kool, spruitjes, radijs, boerenkool en boerenkool, om er maar een paar te noemen. Deze groenten bieden een natuurlijke bron van aromataseremmers die helpen bij het beheersen van oestrogeen en het verbeteren van de vrije testosteronniveaus.

10. **De appels**bevatten ursolinezuur, een natuurlijke verbinding die spierverlies blokkeert en een grotere spiergroei veroorzaakt door insuline-achtige groeifactoren te versterken.

11. **bananen**ze zijn een goedkope en smakelijke koolhydraatbron vol kalium en vezels waarvan onderzoeken hebben aangetoond dat ze net zo effectief zijn in het verbeteren van de prestaties als koolhydraatdranken.

12. **biet**zijn een uitstekende bron van stikstofmonoxide, een supplement waarvan bewezen is dat het de prestaties verbetert, vermoeidheid tegengaat en zorgt voor sneller herstel.

13. **Kokosnoten**bevatten een gezonde bron van verzadigd vet dat testosteron opbouwt. Het is aangetoond dat diëten met een te laag gehalte aan verzadigd vet een daling van het testosteron veroorzaken, wat uw potentiële winst in de sportschool kan beperken.

14. **Aardappelen van schaamtes** zijn een snel opneembare koolhydraten met een zeer hoge glycemische index. Na een intensieve trainingssessie helpen ze je spieren voor de volgende training van brandstof te voorzien, waardoor het herstel verbetert en je trainingsbelasting toeneemt.

15. **Zoete aardappelen**ze zijn de beste bron van bètacaroteen, een krachtige antioxidant die je zal helpen spiermassa op te bouwen.

De vijftien beste vetverbrandende voedingsmiddelen

1. **Mager eiwit:** Eiwitbronnen met een lager totaal aantal calorieën, zoals garnalen, varkenshaas, kipfilet, eiwitten of magere Griekse yoghurt, zijn de beste keuze voor gewichtsverlies.

2. **Koudwatervissen** ze bevatten grote hoeveelheden omega-3-vetzuren waarvan is aangetoond dat ze de niveaus van leptine verbeteren, een hormoon dat helpt bij het reguleren van honger en verzadiging.

3. **NOTEN** ze zijn rijk aan eiwitten, vezels en gezonde vetten. Klinische studies hebben aangetoond dat caloriearme diëten met noten leiden tot meer gewichtsverlies dan notenvrije diëten.

4. **Kruisbloemige groenten** biedt ziektebestrijdende fytochemicaliën. Eén in het bijzonder, indol-3-carbinol, helpt bij het afvallen, bestrijdt gewichtstoename, verbetert de glucosetolerantie en helpt bij het reguleren van de oestrogeen- en testosteronniveaus.

5. **Spinazie,** en van andere soortgelijke membranen van groene planten is aangetoond dat ze een belangrijk onderdeel zijn van diëten, waardoor ze aanzienlijk gewichtsverlies veroorzaken, het cholesterolgehalte verbeteren, de hunkering naar snoep verminderen en de honger helpen verminderen.

6. **Hete pepers**ze zitten vol met een stof genaamd capsaïcine die helpt de eetlust te verminderen. Door het sympathoadrenale systeem van het lichaam te stimuleren, stimuleren ze ook het metabolisme, zodat u meer calorieën uit opgeslagen vet kunt verbranden.

7. **De appels.**In een recent onderzoek is aangetoond dat appelpectine gewichtstoename en vetopslag voorkomt door de darmbarrièrefunctie te versterken, de balans van bacteriën in het spijsverteringskanaal te verbeteren en ontstekingen te verminderen. Net als andere bronnen van oplosbare vezels, verbetert appelpectine ook het cholesterolgehalte en de gezondheid van het hart.

8. **Citrusvrucht**het zit vol met vitamine C, antioxidanten, flavonoïden en de oplosbare vezelpectine. Vooral grapefruit bevat naringenine, een antioxidant die het gebruik van insuline door het lichaam verbetert en de verbranding van calorieën verhoogt.

9. **Framboos.**Raspberry keton is een natuurlijke fenolische verbinding die wordt aangetroffen in rode frambozen. Raspberry keton helpt niet alleen gewichtstoename te voorkomen, maar verhoogt ook de afbraak van opgeslagen vetten in het lichaam.

10. **Hele haver**en haverzemelen zijn rijk aan bètaglucaan, een in water oplosbare vezel die het cholesterolgehalte verbetert en de gezondheid van het hart verbetert. Haver verteert

ook langzaam, dus je voelt je meer vol en verzadigd dan andere granen.

11. **Kaneel**helpt bij het reguleren van de bloedsuikerspiegel. Het toevoegen van kaneel aan uw dieet kan de insulineresistentie die wordt veroorzaakt door slechte eetgewoonten verminderen en de negatieve effecten van stress op gewichtstoename tegengaan.

12. **Psyllium kaf**het is een caloriearme bron van vezels. Als het in contact komt met water, zwelt het op, dus als je het aan een maaltijd toevoegt, wordt de maaltijd zelf dichter en vullender, zodat je je aan je caloriedoelen kunt houden.

13. **appelazijn**is aangetoond dat het het cholesterolgehalte verbetert wanneer het regelmatig wordt ingenomen. Azijn in het algemeen, als onderdeel van een maaltijd, kan bloedsuikerpieken verminderen, zodat u zich langer vol en tevreden voelt.

14. **Groene thee**bevat catechinen en cafeïne die het energiemetabolisme verhogen, wat leidt tot gewichtsverlies.

15. **Kokosnootolie**het wordt anders verteerd dan andere vetten. De afbraak ervan helpt het energiemetabolisme te verbeteren en beschermt de lever tegen schade. Dagelijkse suppletie met kokosolie helpt specifiek het buikvet te verminderen en het cholesterolgehalte te verbeteren.

LAAG IN KOOLHYDRATEN

1. Superfood Overnight Oats

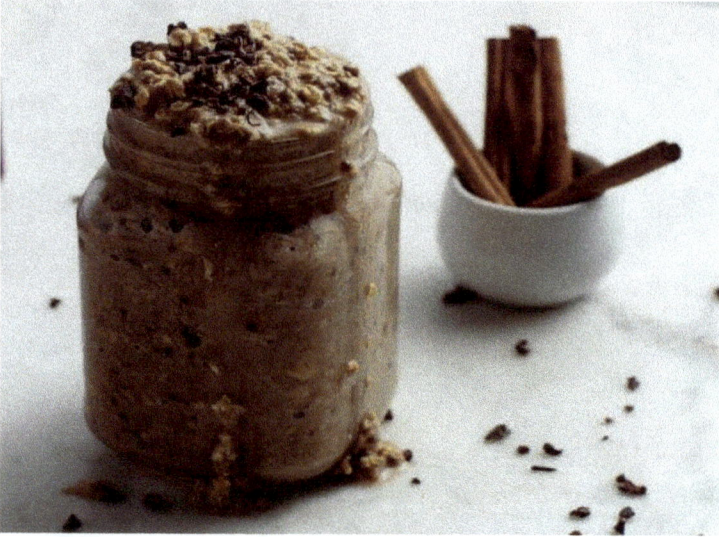

Porties: 1

ingrediënten

- 75 g zuivelvrije yoghurt

- 50 g instant havermout

- 125 ml amandelmelk

- 1 eetlepel amandelboter

- 1 theelepel kaneel

- Snufje zout

Routebeschrijving

a) Meng alle ingrediënten in een pot of kom en meng goed.

b) Dek af en zet minimaal 4 uur of een nacht in de koelkast, en geniet daarna van je heerlijk mollige en romige overnight oats!

2. Pittige kip met couscous

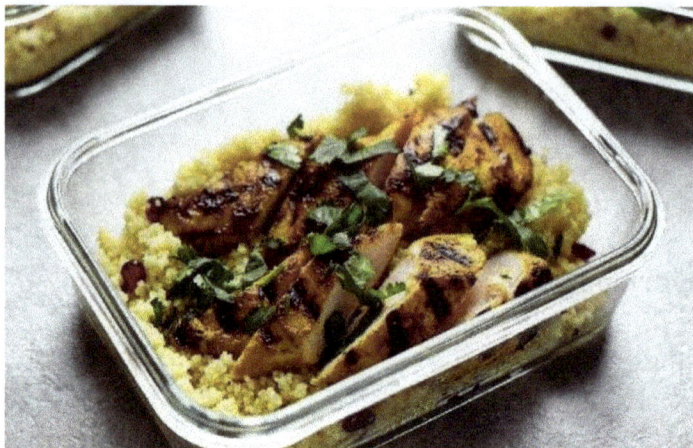

Porties 4

ingrediënten

- 1 eetlepel currypasta

- 1 eetlepel mangochutney

- 1/2 theelepel kurkuma

- 1 portie zout (naar smaak)

- 50 ml olijfolie

- 4 kipfilets

- 300 gram couscous

- 350 ml groentesoep

- Optionele extra's:

- Granaatappelzaadjes

- Koriander

Routebeschrijving

a) Om een marinade voor je kip te maken, doe je de currypasta, chutney, kurkuma, zout en olijfolie in een kom en meng je goed.

b) Snijd elke kipfilet doormidden voordat u deze aan de marinade toevoegt. Meng goed totdat alle kip is bedekt.

c) Zet de kip minimaal 20 minuten opzij - bij voorkeur een nacht in de koelkast.

d) Verhit een grillpan op middelhoog vuur en leg de stukjes kip erin. Bak de stukken kip 5-6 minuten aan elke kant of tot ze goudbruin en licht verkoold zijn.

e) Doe intussen de couscous in een grote kom en schenk voorzichtig de kokende groentebouillon erbij. Dek de kom af met een deksel en laat de couscous ongeveer 5 minuten weken.

f) Roer je couscous los met een vork en voeg eventueel extra's toe. Granaatappelpitjes zijn geweldig voor kleur en smaak.

g) Verdeel de couscous over 4 kommen en garneer met twee stukken gemarineerde kip. Maak het gerecht af met een toefje koriander.

3. Snelle Kip Harissa en Tabouleh

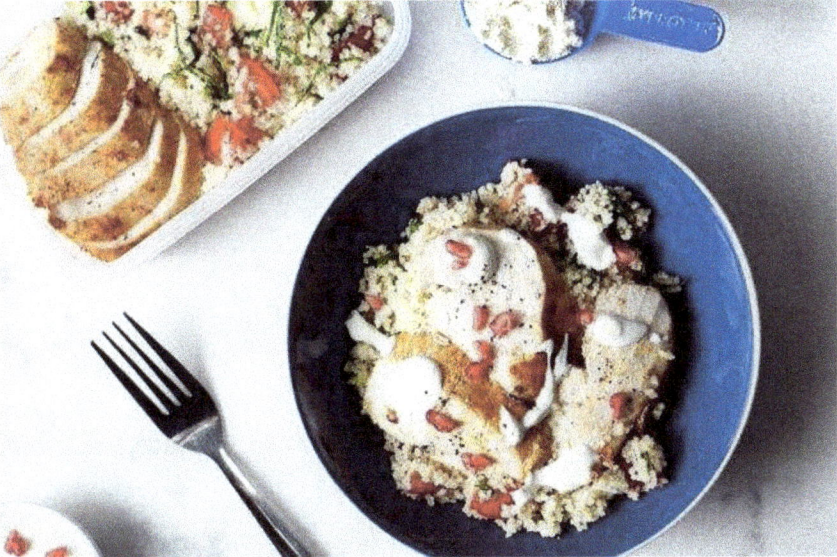

Voor: 4 maaltijden

ingrediënten

- 50 g harissapasta

- 1 theelepel extra vierge olijfolie

- 1 snufje zeehondenzout

- 3 x kipfilets (probeer met de huid voor extra smaak)

- 180 g boekweit of couscous (droog gewicht)

- 40 g peterselie (stengels en blaadjes)

- 20 g muntblaadjes

- 6-8 x lente-uitjes

- 1/2 komkommer

- 4 x tomaten

- 6 eetlepels Griekse yoghurt

- 1/2 citroen (sap en schil)

- 1 teentje knoflook (gehakt)

- 1 snufje zeezout

- 1 handvol granaatappelpitjes (optioneel)

Routebeschrijving

a) Voor de kip: verwarm de oven voor op 190°C. Meng in een kleine kom de harissapasta, olijfolie en een snufje zout.

b) Snijd de bovenkant van de kipfilet in met een scherp mes en wrijf het harissa-mengsel over de kipfilet en in de breuklijnen.

c) Terwijl je wacht, maak je tabouleh. Kook tarwe of Bulgaarse couscous volgens de instructies op de achterkant van de verpakking. Eenmaal gaar, giet af, giet in een grote kom en breek de bonen met een vork. Laat het afkoelen.

d) Hak de peterselie, muntblaadjes, lente-uitjes, komkommers en

e) Voor de dressing: Meng de Griekse yoghurt, het citroensap en de rasp, de gehakte knoflook en het zeezout in een kom.

f) Als alle ingrediënten klaar zijn, verdeel je ze over drie Tupperware-bakjes. Laat het afkoelen, daarna in de koelkast en maximaal 3 dagen bewaren.

4. Een Pan Cashew Kip

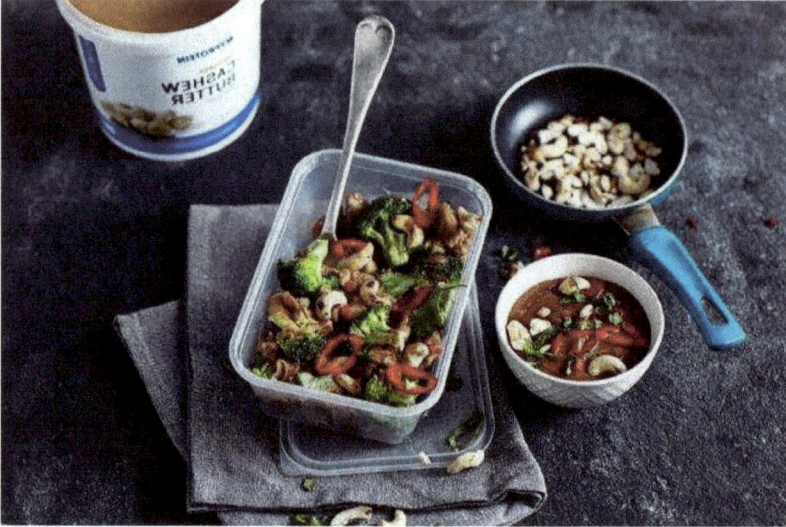

Voor: 4 maaltijden

ingrediënten

- 3 eetlepels cashewboter
- 2 eetlepels sojasaus
- 2 eetlepels ahorn- of agavesiroop
- 2 teentjes knoflook
- 1 theelepel Chinese vijfkruiden
- 4 kipfilets (in blokjes gesneden)
- 1 kop broccoli (in roosjes gesneden)
- 40 g cashewnoten
- 2 rode pepers (in blokjes)
- Een handvol verse koriander
- 300 g basmatirijst (gekookt)

Routebeschrijving

a) Verwarm de oven voor op 200°C of 180°C hetelucht. Klop in een grote kom de cashewboter, sojasaus, ahornsiroop, knoflook en vijf kruiden door elkaar.

b) Voeg de in blokjes gesneden kip en broccoliroosjes toe aan de kom en dek goed af.

c) Giet de inhoud van de kom in een diepe pan en bak 20 minuten.

d) Rooster ondertussen je cashewnoten. Verhit een pan op hoog vuur, voeg cashewnoten toe en verschuif ze pas als ze een beetje bruin en bruin beginnen te worden. Roer en laat de andere kant bruin worden.

e) Als de cashew-kip en broccoli gaar zijn, roer de cashewnoten en pepers erdoor, verdeel en doe in Tupperware-bakjes met de gekookte basmatirijst. Strooi er een beetje gehakte koriander over en zet in de koelkast. Eenvoudig!

5. Lasagne in Broodvorm

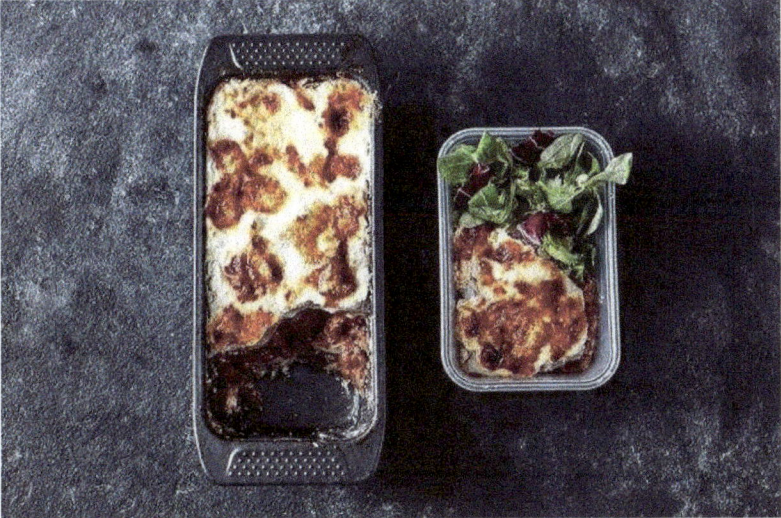

Voor: 4 porties

ingrediënten

- 1 theelepel kokosolie
- 1 witte ui, grof gesnipperd
- 2 teentjes knoflook, fijngesneden
- 1 eetlepel gedroogde oregano
- 350 g kalkoengehakt
- 600 g gepelde tomaten of tomatenpuree
- 300 g lasagnevellen
- 1 courgette
- 1 theelepel zeezout en zwarte peper
- 400 g koekaas
- 3 eiwitten
- 100 g magere kaas (geraspt)

Routebeschrijving

a) Maak eerst je kalkoenragout. Voeg de kokosolie toe aan een koekenpan op middelhoog vuur. Voeg de ui toe en bak 3-4 minuten, voeg dan de knoflook toe en bak nog 2 minuten (als je de poederversies gebruikt, voeg je ze toe na de volgende stap).

b) Voeg vervolgens de gemalen kalkoen toe en breek het een beetje met een spatel, laat het dan 3-4 minuten bruinen, af en toe roeren. Roer de oregano, $\frac{1}{2}$ tl zout en peper en de tomaten erdoor en laat 10 minuten sudderen.

c) Terwijl u wacht, mengt u de kwark en het eiwit in een kom met een vork met het resterende zout en peper. Opzij zetten. Verwarm de oven voor op 200°C of 180°C hetelucht.

d) Maak nu je courgette- en lasagnebladen klaar. Gebruik een dunschiller om de courgette in de lengte door te snijden om lange plakken te krijgen. Was de lasagnebladen onder koud water in een vergiet.

e) Als de kalkoenragu klaar is, is het tijd om de lasagne te bereiden. Begin met een laag courgettebladeren die je na het koken gemakkelijk kunt verwijderen. Wissel dan af tussen ragu, kaassaus, lasagnevellen en courgettes. Werk af met een laag lasagne, dan kaassaus en bestrooi met kwark.

f) Bak gedurende 15 minuten met de folie erop, verwijder dan de folie, verhoog het vuur tot 20°C en bak nog eens 20 minuten. Eenmaal gekookt, verdeel over vier maaltijdvoorbereidingscontainers, serveer met uw favoriete salade of groenten en zet maximaal drie dagen in de koelkast.

6. Harissa Kip en Marokkaanse Couscous

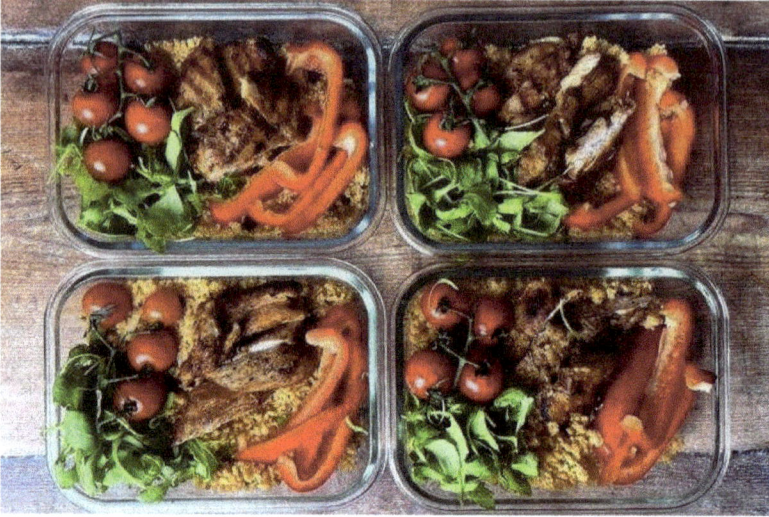

Jij draagt 4

ingrediënten

- 500 g kippendijen zonder botten en zonder vel
- 1 eetlepel extra vierge olijfolie
- 2 eetlepels harissapasta
- $\frac{1}{2}$ citroen (zak)
- 1 ui (fijn gesneden)
- 3 teentjes knoflook (geperst)
- 2 eetlepels kokosolie
- 1 theelepel komijn
- 1 theelepel gerookte paprika
- 350 gram couscous
- 1 groentesoepblokje
- 1 liter gekookt water
- 1 bosje verse peterselie (fijngehakt)
- 1 theelepel hete pepervlokken
- 40 g pijnboompitten
- 50 g rozijnen

Routebeschrijving

a) Voeg eerst olijfolie, harissapasta, zout, peper en citroensap toe aan de kippendijen en masseer de pasta erin. Eenmaal afgedekt, opzij zetten en marineren.

b) Hak intussen de ui en knoflook fijn en verwarm vervolgens een eetlepel kokosolie in een pan met antiaanbaklaag. Voeg de ui toe en bak 5 minuten tot hij zacht is.

c) Voeg de knoflook toe aan de pan en kook 2 minuten voordat je de komijn en het gerookte paprikapoeder toevoegt. Meng de kruiden met de ui en knoflook en roer er dan de droge couscous door.

d) Roer de groentebouillon en het kokende water erdoor en voeg toe aan de pan. Mix alles tot een geheel en laat de couscous het vocht opnemen.

e) Verhit ondertussen de resterende eetlepel kokosolie in een gietijzeren koekenpan of grill op hoog vuur. Voeg de harissa-kippendijen toe en kook 4-5 minuten aan elke kant voordat je ze uit de pan haalt en opzij zet.

f) Zodra de couscous de groentebouillon heeft opgenomen en in omvang is verdubbeld, doe je het in een grote kom en voeg je de rozijnen, pijnboompitten, peterselie, sap van $\frac{1}{2}$ citroen, zout, peper en chilivlokken toe.

g) Voeg een bedje couscous toe aan elke maaltijdbereidingscontainer en bedek met plakjes harissa-kip.

7. Pastasalade met buffelkip

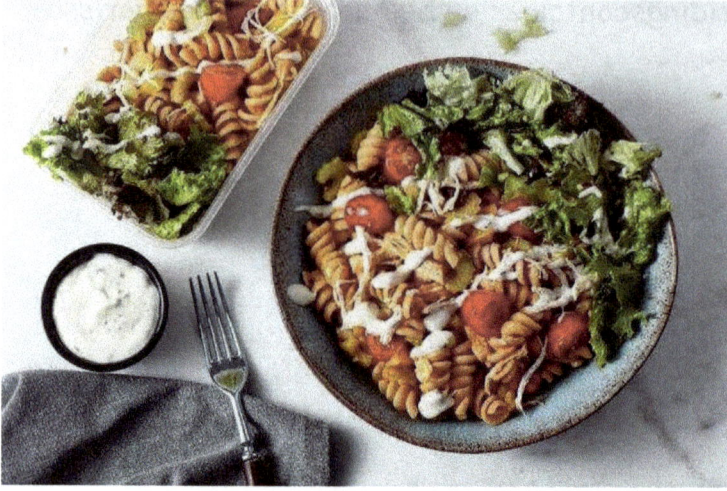

Voor: 3 maaltijden

ingrediënten

Voor de Pasen:

- 160 g gekookte pasta

- 3 gekookte kipfilets

- 2 stengels bleekselderij

- Een handvol cherrytomaatjes

- 1 gele paprika

- 2 eetlepels magere ranchdressing

- Enkele grote gemengde bladeren

Voor de buffelsaus:

- 175 ml peri-peri saus

- $\frac{1}{2}$ theelepel knoflookpoeder

- 4 eetlepels magere boter of margarine

- Snufje zout

Routebeschrijving

a) Zet een pan op middelhoog vuur en voeg de peri-peri-saus en knoflookpoeder toe. Kook 2 minuten, voeg dan de boter en het zout toe en kook nog 5 minuten, af en toe roeren. Haal het van het vuur en laat het een paar minuten afkoelen.

b) Snijd de bleekselderij, tomaten en paprika in kleine stukjes en trek de kip met twee vorken uit elkaar. Doe in een grote kom met de gekookte pasta.

c) Giet de buffelsaus erover en schep door de pastasalade. Verdeel over 3 kommen en sprenkel er een beetje ranchdressing over en serveer met een handvol gemengde groenten of je favoriete salade. Koel tot 3 dagen en geniet van warm of koud.

8. Kip, zoete aardappelen en groenten

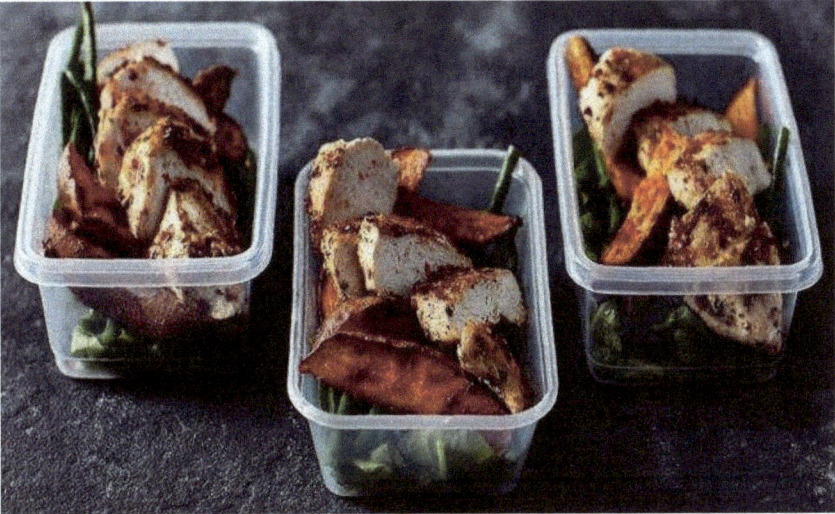

ingrediënten

- 2 eetlepels kokosolie

- 4 x 130 g kipfilet

- 350 g zoete aardappelen

- 1/2 theelepel zeezout

- 1/2 theelepel zwarte peper

- 1/2 theelepel paprika

- 1 zak verse spinazie

- 350 g sperziebonen (bijgesneden)

- Bestrooi met geselecteerde kruiden

Routebeschrijving

a) Verwarm de oven voor op 180°C.

b) Begin eerst met het snijden van de zoete aardappelen en leg ze op een bakplaat. Kruid met peper, zout en paprikapoeder en bak 25 minuten.

c) Kook de waterkoker en doe de gesneden sperziebonen in een kom. Giet kokend water met een snufje zout over de sperziebonen en laat ze 1-2 minuten opwarmen (niet helemaal koken om de voedingswaarde te behouden).

d) Leg de kipfilets op een bakplaat of grote koekenpan met antiaanbaklaag op middelhoog vuur en bak ze aan één kant bruin, draai dan de kip om en kruid elke borst met kruiden naar keuze.

e) Als de kip goed gaar is, leg je hem op een bord om te rusten en af te koelen.

f) Giet de sperziebonen af uit het gezouten water.

g) Als alle ingrediënten zijn afgekoeld, zet je de maaltijdboxen in elkaar. Voeg 2 handenvol spinazie, een eetlepel plakjes, sperziebonen en een kipfilet toe aan elk bakje.

h) Bewaar in een luchtdichte verpakking in de koelkast en magnetron gedurende 3-4 minuten of tot het heet is.

9. Aziatische Pindakaas Sesam Kip

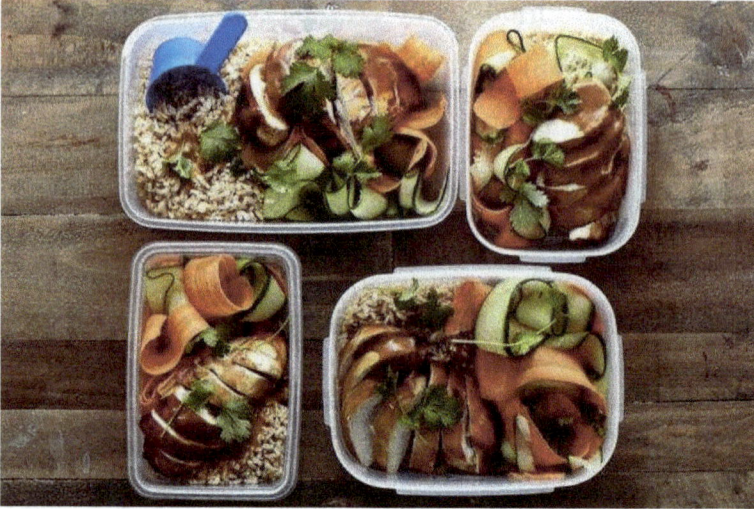

ingrediënten

Voor kip:

- 5 eetlepels pindakaas

- 50 ml sinaasappelsap

- 3 eetlepels suikervrije siroop (esdoornsmaak)

- 3 eetlepels sojasaus

- 1 duim gember (geraspt)

- 3 kipfilets

- Voor de salade:

- 2 komkommers (spiraalvormig of in dunne plakjes)

- 2 wortelen (spiraalvormig of in dunne plakjes)

Salade dressing:

- 2 eetlepels suikervrije siroop (ahornsmaak) of ahornsiroop

- 4 eetlepels sojasaus

- 2 eetlepels sesamolie

Het wordt geserveerd met:

- 30 g (droog gewicht) bruine/basmatirijst per maaltijd

Routebeschrijving

a) Verwarm de oven voor op 200°C of 180°C hetelucht.

b) Mix de pindakaas, 100 ml heet water en het sinaasappelsap tot een gladde massa, voeg dan de siroop, sojasaus en gember toe. Opzij zetten.

c) Kruid en schroei de kipfilets op hoog vuur in een pan met antiaanbaklaag gedurende 3 minuten aan elke kant, doe ze dan in een braadpan en bestrijk de kip goed met de pindakaassaus.

d) Bak gedurende 20 minuten.

e) Terwijl je wacht, maak je de saladedressing door de siroop, soja, sesamolie en zaden te mengen en vervolgens te combineren met de spiraalvormige komkommers en wortelen.

f) Als de kip gaar is, doe je deze in de maaltijdbereidingsblikken en serveer je met salade en bruine rijst. Drie dagen lunchvoorbereiding geregeld.

10. Gegrilde kip en rijst

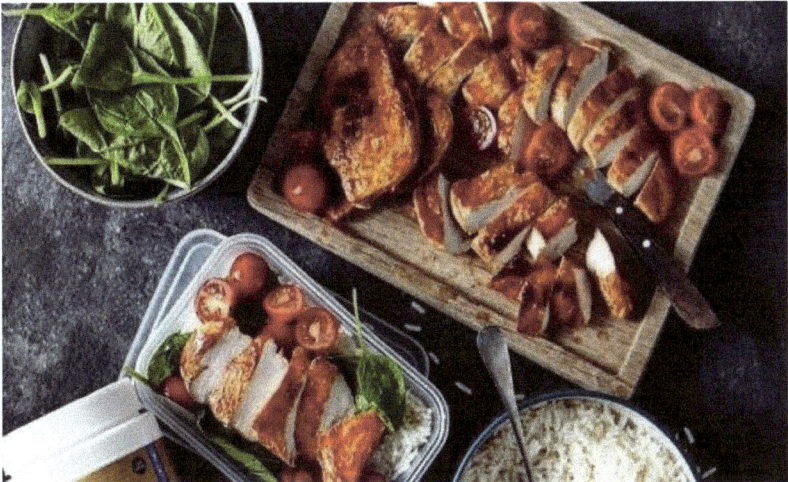

ingrediënten

- 1 eetlepel kokosolie

- 450 g gekookte witte rijst

- 600 g kipfilet

- 6 handenvol spinazie

- 75 g suikermaïs

- 3 eetlepels barbecuesaus

- 1 theelepel zoete paprika

- 9 cherrytomaatjes

Routebeschrijving

a) Snijd elke rauwe kipfilet horizontaal doormidden.

b) Wrijf de barbecuesaus, paprika, zout en peper over de kip.

c) Voeg de kokosolie toe aan een hete pan of grill en braad de kip ongeveer 4 minuten aan elke kant op middelhoog vuur. Draai hem om en als hij goed gaar is, leg je hem op een bord om af te koelen.

d) Voeg 2 handenvol spinazie toe aan de bodem van de plastic Tupperware-kuipjes.

e) Kook de rijst volgens de aanwijzingen op de verpakking en laat afkoelen. Vul de kuipen opzij.

f) Leg de suikermaïs op de rijst en voeg de gesneden tomaten toe.

g) Werk de bereiding af door de koude kip toe te voegen en in de koelkast te bewaren.

11. Low Horse Citroen Chili Kalkoen Burgers

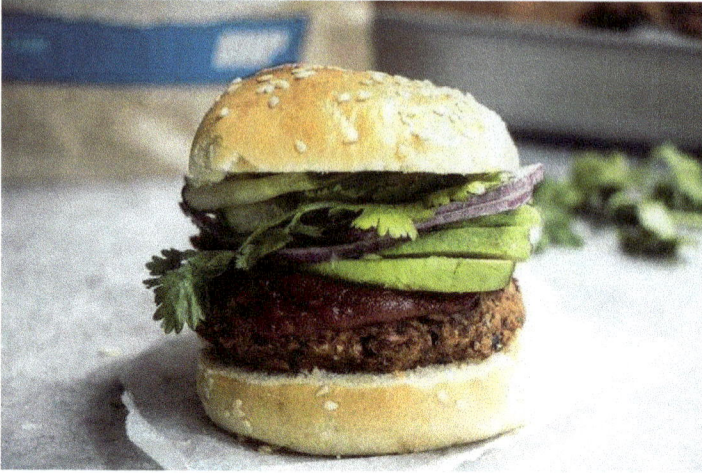

ingrediënten

- 1 theelepel kokosolie

- 50 g havermout

- 40 g kalkoengehakt (2-7% vetgehakt)

- 1/2 theelepel zeezout en zwarte peper

- 1/2 rode chilipeper

- 1 theelepel knoflookpasta

- 1/2 kleine rode ui

- 1/2 limoen (sap en schil)

Routebeschrijving

a) Verwarm eerst de oven voor op 180°C. Voeg de havermout toe aan een keukenmachine en maal tot een gladde massa.

b) Voeg de ui, chilipeper, knoflook en limoensap en rasp toe en verwerk tot het grof gehakt is. Voeg vervolgens de burgerpastei, zout en peper toe en pulseer om te combineren.

c) Vorm met je handen 5 burgerpasteitjes en leg ze op een met bakpapier beklede bakplaat.

d) Bak gedurende 15-20 minuten.

e) Serveer met groenten naar keuze.

12. Maleisische Kipsaté

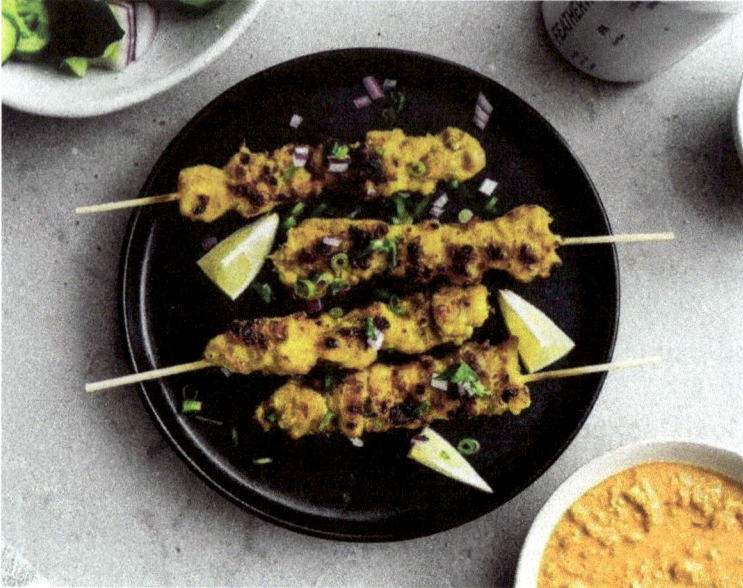

Voor: 4 maaltijden

ingrediënten

- 2 eetlepels sesam-, pinda- of olijfolie
- 2 stengels citroengras
- 1 witte ui
- 2 teentjes knoflook
- 1 gemberduim
- 2 rode hete pepers
- 1 theelepel kurkuma
- 1 theelepel komijnzaad
- 8 eetlepels pindakaaspoeder of 4-6 eetlepels gewone pindakaas
- 3 kipfilets (in blokjes gesneden)
- 300 g bruine rijst (gekookt)
- 1 rode ui (gesnipperd)
- 1 komkommer (gehakt)

Routebeschrijving

a) Doe eerst de sesamolie, citroengras, ui, knoflook, gember, pepers, kurkuma en komijn in een blender. Verwerk tot je een gladde pasta krijgt.

b) Meng vervolgens in een aparte kom 8 eetlepels pindakaaspoeder met 8 eetlepels water tot het op pindakaas lijkt. Voeg een beetje poeder of water toe om de gewenste consistentie te bereiken.

c) Meng de helft van de kruidenpasta met de pindakaas tot een pindasaus en giet de rest van de kruidenpasta over de in blokjes gesneden kip. Leg de kip op 6 kleine spiesjes (week de spiesjes minimaal een uur in water zodat het hout niet aanbrandt). Laat de kip een paar uur marineren als je tijd hebt.

d) Grill de kipspiesjes op middelhoog tot hoog vuur gedurende 8-10 minuten of tot ze gaar zijn. Eenmaal gaar, uit de pan halen en apart zetten.

e) Voeg de pindasaus toe aan dezelfde pan en breng aan de kook, af en toe roerend, tot het geheel is opgewarmd. Haal van het vuur.

f) Zet drie Tupperware-doosjes klaar met gekookte rijst, gesneden komkommer en gesnipperde rode ui. Voeg twee kipspiesjes toe aan elke doos. Verdeel de pindasaus over drie kleinere Tupperware-bakjes of giet de saus direct over de kip.

g) Maximaal 3 dagen in de koelkast bewaren. Magnetron op hoog gedurende 3 minuten of tot het heet is. En dat is alles - 3-daagse maaltijden om uw kantoorlunches op te fleuren!

13. Kip tikka masala

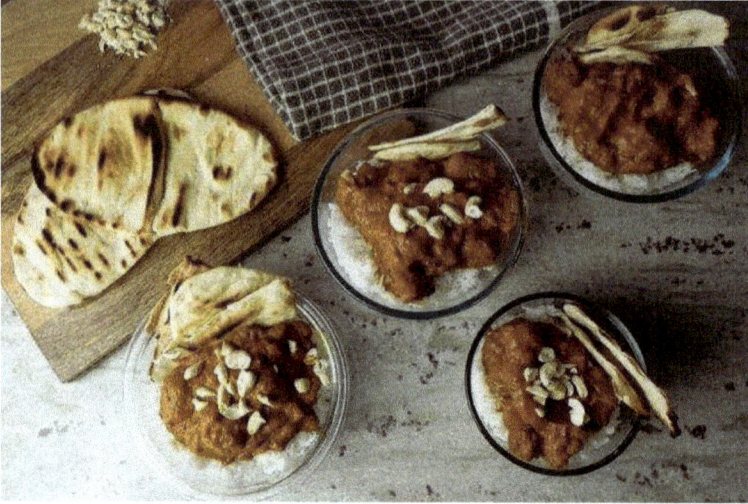

Jij draagt 4

ingrediënten

- 1 eetlepel 100% kokosolie.

- 500 g kipfilet (in blokjes gesneden)

- 1 witte ui (fijn gesneden)

- 4 teentjes knoflook (gehakt of geperst)

- 1 eetlepel gember (geraspt)

- 2 eetlepels tomatenpuree

- 1 theelepel kurkuma

- 1 theelepel garam masala

- $\frac{1}{2}$ theelepel chilipoeder

- 1 blik gepelde tomaten (gemengd)

- 1 kop gekookte kippensoep

- 3 eetlepels volle Griekse yoghurt

Het wordt geserveerd met:

- 50 g basmatirijst per portie (droog gewicht)

- 2 platte broden (in reepjes gesneden)

- 20 g gehakte cashewnoten

Routebeschrijving

a) Verhit eerst de kokosolie in een pan op middelhoog vuur en voeg de kipfilet en ui toe. Kruid met peper en zout en bak tot de kip van buiten niet meer roze is.

b) Zet het vuur lager en voeg de knoflook, gember, tomatenpuree, kurkuma, garam masala en chilipoeder toe samen met een scheutje water en roer 1-2 minuten goed om de geuren van de kruiden vrij te laten komen.

c) Voeg vervolgens de gemengde tomaten en kippenbouillon toe, breng de pan aan de kook en laat 10 minuten sudderen, af en toe roeren.

d) Nadat de saus voor de helft is ingekookt, haal je van het vuur en roer je de Griekse yoghurt erdoor. Als je het super romig wilt, voeg dan gerust meer Griekse yoghurt toe of andersom.

e) Serveer met basmatirijst, sneetjes brood en gehakte cashewnoten.

14. Eenpansgerecht met kip en rijstmaaltijden

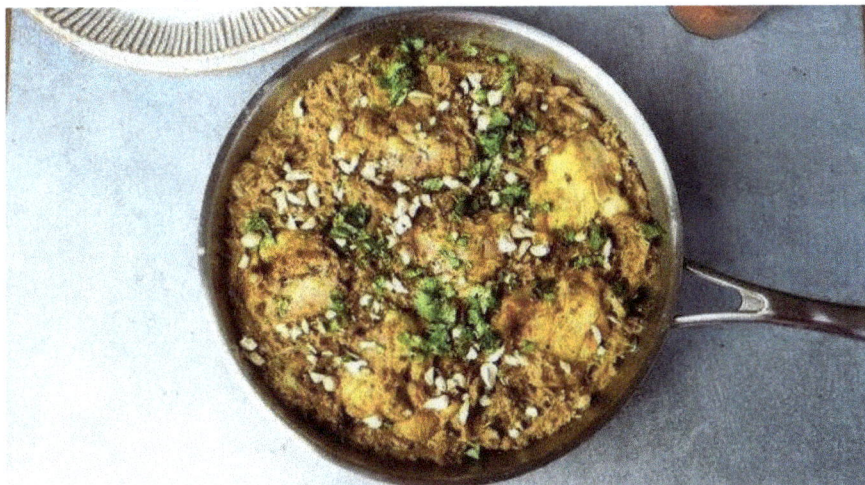

ingrediënten

Voor kip:

- 5-6 kippendijen zonder vel
- 2 eetlepels yoghurt
- 1 theelepel gember
- 1 theelepel kurkuma
- $\frac{1}{2}$ theelepel chilipoeder
- $\frac{1}{4}$ theelepel zout

Voor de pan:

- 1 eetlepel kokosolie
- 1 ui (dun gesneden)
- 2-3 teentjes knoflook (geraspt)
- 1 theelepel gember (geraspt)
- $\frac{1}{2}$ theelepel chilipoeder
- 250 g basmatirijst (geweekt en uitgelekt)
- 1 blik hete kokosmelk
- $\frac{1}{2}$ grote kop gekookt water

Serveren:

- Gehakte cashewnoten

- Koriander

Routebeschrijving

a) Voeg de kippendijen, yoghurt, gember, kurkuma, chilipoeder en zout toe aan een kom en meng goed tot de kip volledig bedekt is. Zet opzij en laat minimaal 15 minuten, bij voorkeur een nacht marineren.

b) Verhit de kokosolie in een grote frituurpan of braadpan op middelhoog vuur en voeg de kippendijen toe.

c) Laat 5 minuten koken voordat je ze omdraait en nog 5-10 minuten kookt tot de kip gaar is. Haal uit de pan en zet apart.

d) Voeg de ui toe aan de pan met een scheutje water en bak 5 minuten. Voeg dan de knoflook, gember, chilipoeder en nog een scheutje water toe. Roer constant tot de ui bedekt is met de kruiden en laat deze 2 minuten bakken.

e) Meng de basmatirijst met de uien en kruiden, voeg dan de kokosmelk en 1/2 kopje kokend water toe. Meng goed, breng aan de kook en leg de kippendijen terug in de pan op de rijst.

f) Dek af met een deksel en laat 15-20 minuten koken tot de rijst gaar is.

g) Garneer voor het serveren met gehakte cashewnoten en koriander.

15. BBQ Pulled Chicken Mac N Cheese

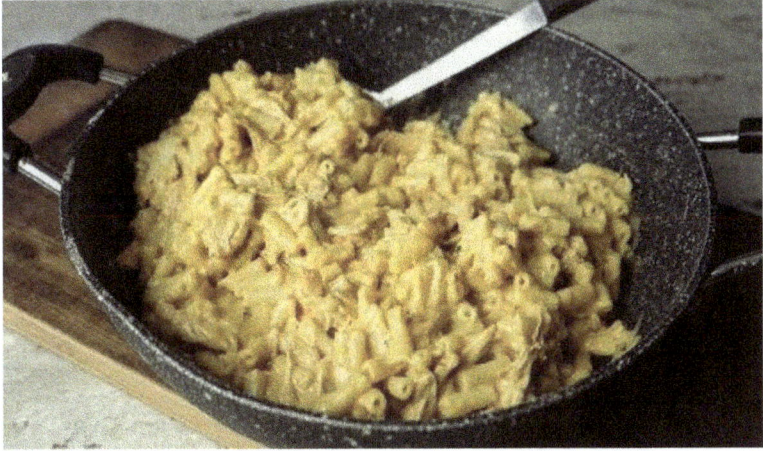

Jij draagt 4

ingrediënten

Voor de gegrilde kip:

- 4 eetlepels suikervrije saus (barbecue)

- 1 theelepel paprika

- 1 theelepel knoflookkorrels

- Zout

- Peper

- 300 g kipfilet

Voor de mac en kaas:

- 3 eetlepels boter

- 3 eetlepels bloem

- 1 teentje knoflook (geperst)

- 1 eetlepel paprika

- 1 liter halfvolle melk

- 150 g magere cheddar (geraspt)

- 250 gram macaronipasta

- Chilivlokken om te kruiden

Routebeschrijving

a) Verwarm de oven voor op 180°C/350°F en breng een grote pan water aan de kook.

b) Meng vervolgens de suikervrije BBQ-saus, paprika, knoflookteentjes, zout en peper in een kleine kom.

c) Maak diepe inkepingen aan de zijkant van elke kipfilet en leg ze op een met folie beklede bakplaat. Giet vervolgens het BBQ-sausmengsel over de kipfilets.

d) Wrijf de saus in de kipfilets zodat ze volledig bedekt zijn, sluit de kipfilets vervolgens af in aluminiumfolie en bak 25 minuten.

e) Als de kip gaar is, haalt u de kip uit de folie – bewaar de sappen om te grillen – en scheurt u de kip met twee vorken uit elkaar.

f) Voeg de BBQ-sappen en de geraspte kip toe aan een koekenpan op middelhoog vuur gedurende 3-4 minuten en zet opzij. Voel je vrij om meer suikervrije BBQ-saus toe te voegen als je wilt.

g) Zet je macaroni pasta om te koken.

h) Smelt ondertussen de boter in een diepe pan. Voeg de knoflook en paprika toe en bak 2 minuten mee.

i)   Voeg de bloem toe, meng goed en voeg dan geleidelijk de melk toe.

j)   Voeg vervolgens de magere cheddar toe, roer tot deze in de witte saus smelt, voeg dan de geraspte gegrilde kip en gekookte macaroni-pasta toe. Meng goed om ervoor te zorgen dat alles gemengd is.

k)   Serveer met wat chilivlokken of zwarte peper voor een kleine kick en geniet ervan!

16. Pindakaas Kip Curry

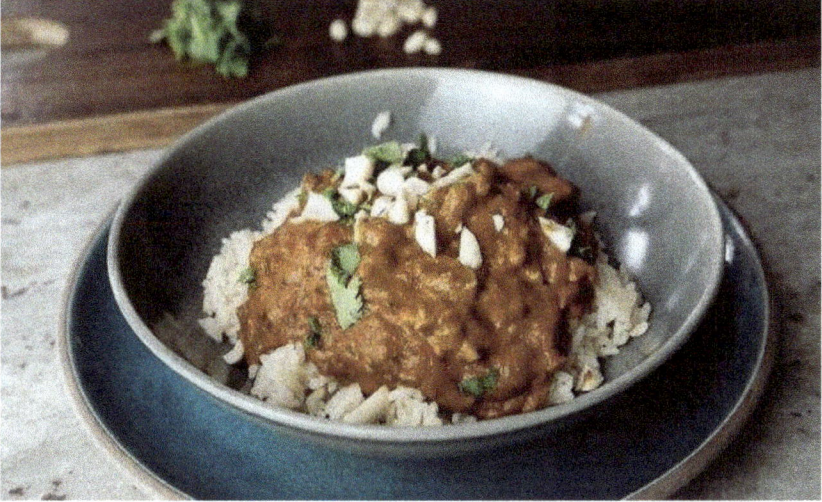

Jij draagt 4

ingrediënten

- 1 eetlepel 100% kokosolie.

- 400 g kipfilet (blokjes)

- 1 ui (gesnipperd)

- 2 teentjes knoflook (fijngehakt)

- 1 duimgroot stuk gember (fijngehakt)

- 1 rode chilipeper (zonder zaadjes en fijngehakt)

- 5 eetlepels kerriepoeder

- 1 blik gepelde tomaten

- 1 handvol verse koriander (gehakt)

- 400 ml lichte kokosmelk

- 100 g natuurlijke pindakaas (krokant)

Serveren:

- basmatirijst (ongeveer 75 g per persoon)

- Gehakte pinda's

- Koriander

Routebeschrijving

a) Verhit eerst de kokosolie in een grote pan en voeg de kip toe. Kruid licht en bak tot ze gaar en goudbruin zijn aan de buitenkant, en zet opzij.

b) Voeg nu ui toe en bak tot ze zacht zijn. Voeg de gehakte knoflook, gember en chili toe en bak nog 1-2 minuten voordat je de kerriepoeder en een flinke scheut water toevoegt. Breng aan de kook, roer goed en kook 5 minuten.

c) Voeg nu de gehakte tomaten en koriander toe, meng goed en laat nog 10 minuten koken, af en toe roeren.

d) Voeg geleidelijk de lichte kokosmelk toe aan de saus en voeg dan de knapperige pindakaas toe. Meng alles heel goed en laat het op laag vuur koken tot de curry de gewenste dikte heeft.

e) Serveer met basmatirijst en een scheutje koriander en gehakte pinda's en geniet ervan!

17. Gebakken Pasta Fajita

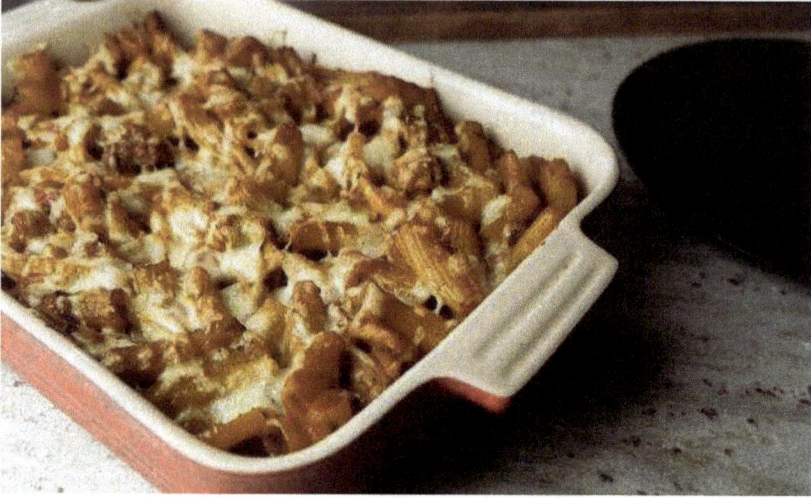

Poorten 5

ingrediënten

- 1 eetlepel kokosolie

- 350 g kippenbout (blokjes)

- 1 ui (fijn gesneden)

- 2 paprika's (fijngesneden)

- $\frac{1}{2}$ pakje kruiden voor fajita

- 350 g rigatoni

- 100 gram salsa salsa

- 100 g lichte roomkaas

- Een klein bosje koriander (stelen verwijderd, fijngehakt)

- 50 g lichte cheddar

- 30 g lichte mozzarella

Routebeschrijving

a) Verwarm eerst de oven voor op 180°C/360°C.

b) Verhit de kokosolie in een grote pan en voeg de kippendijen toe. Kruid goed met peper en zout en bak ze 6-7 minuten, draai ze een of twee keer om, tot ze aan de buitenkant bruin beginnen te worden. Haal uit de pan en zet apart.

c) Hussel de pasta zodat deze binnen tien minuten klaar is om aan de pan toe te voegen.

d) Voeg nu de uien en paprika's toe aan de pan en bak tot ze zacht zijn, onder regelmatig roeren. Voeg de fajita-kruiden en de gekookte kip toe, meng goed en bak 5 minuten.

e) Voeg vervolgens de gekookte pasta toe (let op dat deze eerst uitlekt), salsa en roomkaas en meng goed zodat alles goed gemengd is.

f) Voeg tot slot de gehakte koriander toe en meng goed voordat je het overbrengt naar een grote bakplaat.

g) Bedek met kaas en bak 10-15 minuten tot het knapperig begint te worden.

h) Garneer met gehakte lente-uitjes en koriander, en graaf er dan in!

18. Romige kip met citroen en tijm

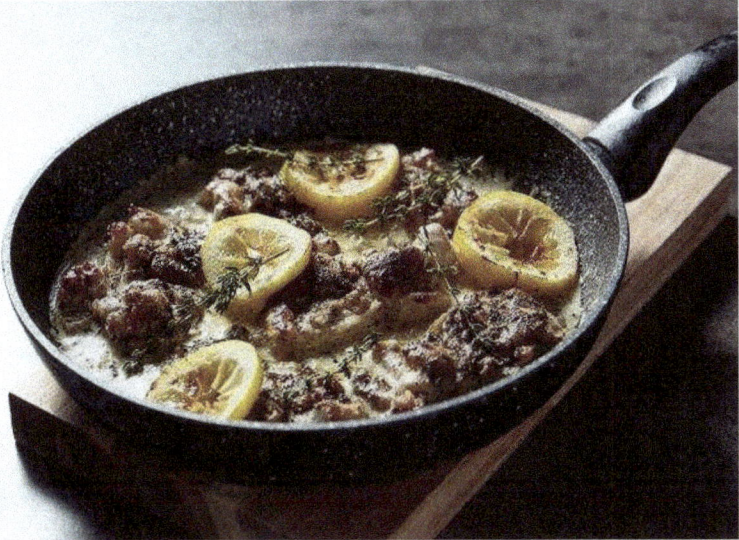

Poorten 6

ingrediënten

- 2 theelepels verse tijm
- 2 theelepels gemengde kruiden
- Zout en peper naar smaak
- 6 kippendijen zonder botten en zonder vel
- 1 eetlepel olie
- 1 ui (gesnipperd)
- 2 teentjes knoflook (gesnipperd)
- Sap van 1 citroen
- 100 ml kippensoep
- 200 ml tartaarroom
- Citroenschijfjes
- Verse tijm

Serveersuggesties:

- Quinoa (ongeveer 50 g per portie)
- Broccoli met malse steel

Routebeschrijving

a) Bereid eerst de kruiden voor door verse tijm, gemengde kruiden, zout en peper in een kleine kom te mengen. Strooi royaal over de kippendijen, zorg ervoor dat ze gelijkmatig bedekt zijn en bewaar de resterende kruiden opzij om later te gebruiken.

b) Voeg vervolgens de olie toe aan een grote koekenpan op middelhoog vuur. Voeg, zodra het heet is, de kippendijen toe en bak een paar minuten aan elke kant. Ze moeten krokant en bruin zijn aan de buitenkant en volledig gaar aan de binnenkant (geen roze stukjes). Haal de kip uit de pan en zet apart.

c) Voeg in dezelfde pan waarin je de kip hebt gekookt de ui en knoflook toe en bak een paar minuten tot ze zacht zijn. Voeg dan het citroensap, de kippenbouillon en eventueel overgebleven kruidenmix toe, roer goed door elkaar en laat een paar minuten bubbelen.

d) Voeg de crème fraîche toe, roer en kook nog 2-3 minuten om in te dikken. Voeg vervolgens de kippendijen weer toe aan de pan en laat ze een paar minuten doorwarmen.

e) Haal van het vuur en garneer met schijfjes verse citroen en een snuifje tijm. Serveer met quinoa en geniet direct of in porties voor een weekmaaltijd. Verrukkelijk.

19. Paella met kip en chorizo

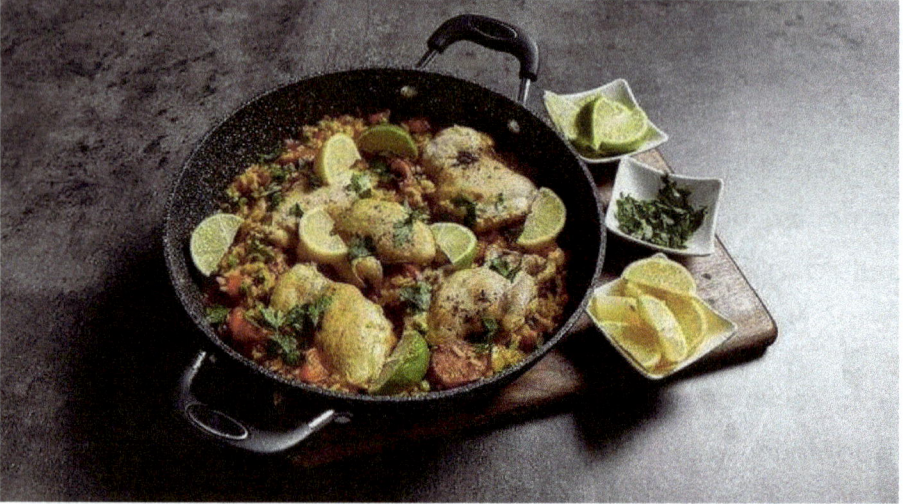

Poorten 5

ingrediënten

- 100 g chorizo

- 500 g kippendijen zonder vel

- Zout en peper naar smaak

- 1 ui (gesnipperd)

- 1 theelepel kurkuma

- 1 theelepel paprika

- 2 teentjes knoflook (gesnipperd)

- 1 rode paprika (in plakjes)

- 225 g paella rijst

- 400 ml kippensoep

- 4 tomaten (in stukjes)

- 100 g erwten

Om te garneren:

- Citroen- en limoenreepjes

- Verse peterselie

Routebeschrijving

a) Voeg eerst de chorizostukjes toe aan een grote pan met antiaanbaklaag en bak een paar minuten tot de zijkanten bruin beginnen te worden en de olie vrijkomt. Haal het er dan uit en zet apart voor later.

b) Voeg de kippendijen toe aan de pan en kook in de natuurlijke oliën van de chorizo. Breng op smaak met zout en peper en bak tot ze aan elke kant bruin zijn en er geen roze meer is. Haal uit de pan en zet ook apart.

c) Voeg vervolgens de gesnipperde ui toe en bak een paar minuten tot ze zacht zijn. Voeg vervolgens de kurkuma, paprika, knoflook en rode peper toe en meng goed om alles met de kruiden te bedekken.

d) Voeg na enkele minuten de paellarijst toe en meng. Giet vervolgens de kippenbouillon en de gesneden tomaten erbij en mix alles tot een glad beslag.

e) Voeg de chorizostukjes weer toe aan de pan en roer om, voeg dan de kippendijen toe. Bedek de pan met een deksel en laat 15 minuten sudderen om de rijst te laten koken en het vocht op te nemen.

f) Voeg ten slotte de erwten toe, roer en laat ze een paar minuten opwarmen voordat je het vuur uitdoet. Serveer met veel partjes citroen en limoen en een garnering van verse peterselie.

20. Gemakkelijke maaltijdbereiding voor een eiwitkom

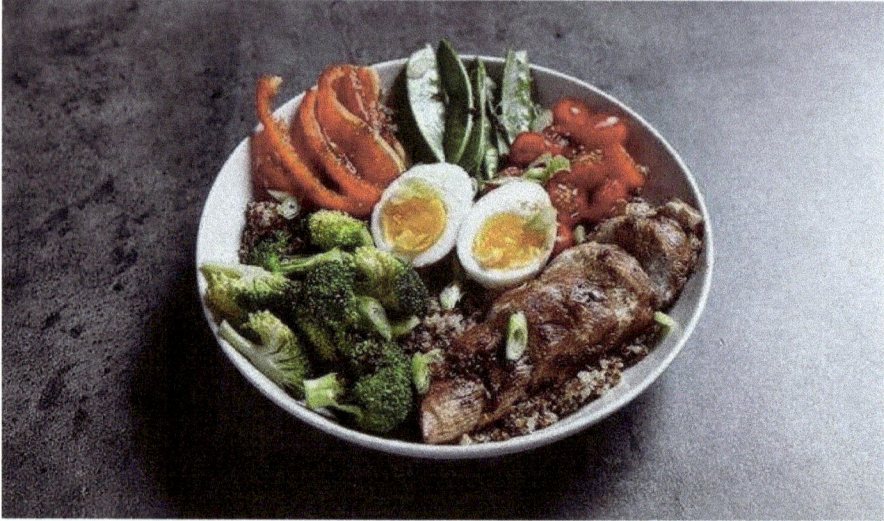

Gedeelte 1

ingrediënten

- 2 eetlepels sojasaus

- 1 lepel honing

- 1 theelepel zwarte peper

- 1 eetlepel knoflook (gehakt)

- 1 kipfilet

- 75 g quinoa

- 200 ml water

- 1 ei

- 50 g broccoli

- 50 g peultjes

- $\frac{1}{2}$ rode paprika (in plakjes)

- 4 cherrytomaatjes (gehalveerd)

- Lente-ui (gesnipperd)

Routebeschrijving

a) Meng eerst sojasaus, honing, zwarte peper en knoflook tot een marinade. Giet 3/4 van de marinade over de kipfilets, dek af en marineer 30 minuten in de koelkast (of je kunt dit de avond ervoor doen). Houd de resterende marinade apart om later te serveren.

b) Voeg vervolgens de quinoa en 200 ml water toe aan een pan, dek af met een deksel en breng aan de kook. Zodra het kookt, voeg je een zeef toe boven de pan en plaats je het ei in het midden op de quinoa. Dek weer af en laat 10 minuten stomen.

c) Verhit ondertussen in een aparte pan een beetje olie of caloriearme kookspray en voeg dan de gemarineerde kipfilet toe. Bak ongeveer 5-7 minuten aan elke kant tot ze bruin en volledig gaar zijn, zonder roze stukjes erin.

d) Voeg de broccoli en de peultjes toe aan de zeef boven de quinoa, dek af en stoom nog 5 minuten. Verwijder vervolgens voorzichtig de zeef en pluis de quinoa los met een vork.

e) Bouw je eiwitkom. Maak een basis van quinoa, voeg dan gekookte broccoli en peultjes toe, samen met gesneden rode paprika en cherrytomaatjes. Voeg de gesneden kipfilet en het hardgekookte ei toe (eerst de schaal verwijderen!) Voeg vervolgens de overgebleven marinade toe die je opzij hebt gehouden en garneer met gehakte lente-uitjes.

21. Aangebraden tonijnsteak en zoete aardappelpartjes

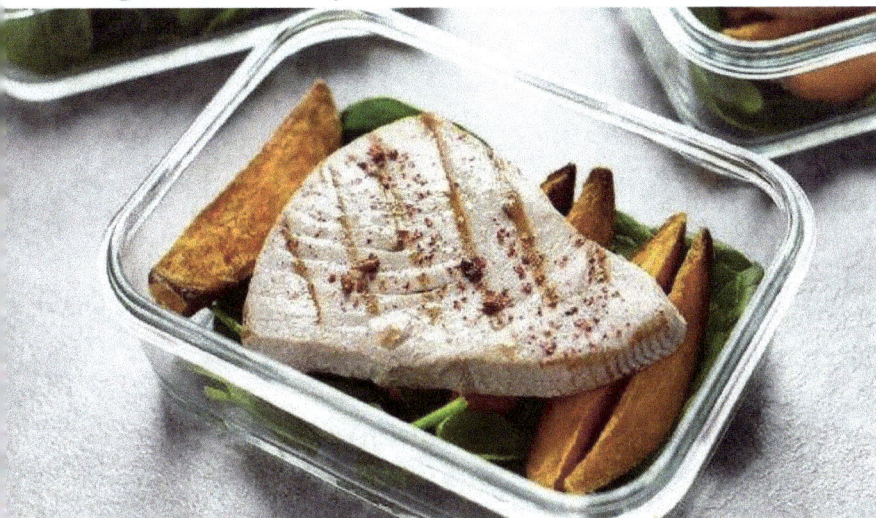

Maak 4

ingrediënten

Voor de tonijnsteaks:

- 4 x 150 g tonijnsteaks

- 1 theelepel grof zeezout

- 1 eetlepel 100% kokosolie (gesmolten)

- 2 eetlepels roze peperkorrels

- Voor zoete aardappelen:

- 4 grote zoete aardappelen

- 1 eetlepel bloem

- 1/2 theelepel zout

- 1/2 theelepel peper

- 1/2 eetlepel 100% kokosolie (gesmolten)

Routebeschrijving

a) Verwarm eerst de oven voor op 200°C.

b) Maak vervolgens de zoete aardappelen klaar. Schil elke aardappel en prik overal met een vork in. Plaats op een magnetronbestendige plaat en laat 4-5 minuten sudderen, haal dan uit de magnetron en laat een minuut of twee afkoelen.

c) Eenmaal koel genoeg om aan te raken, snijd de zoete aardappelen in plakjes. Strooi de bloem, zout, peper en gesmolten kokosolie over de plakjes en schep ze om (hierdoor worden ze superkrokant). Leg ze op een bakplaat en bak ze 15-20 minuten op 200°C.

d) Als de frietjes bijna gaar zijn, is het tijd om je tonijnsteaks te bakken. Bestrijk elke steak aan beide kanten met gesmolten kokosolie, bestrooi met zout en plaats in een grote pan of grill die al een minuut of zo op het vuur heeft gestaan.

e) Schroei de tonijnsteaks 1-2 minuten aan elke kant als je de voorkeur geeft aan aangebraden tonijn, of 3-4 minuten per kant als je liever gekookt hebt.

f) Maak je meal prep boxen klaar met een bedje van sla of spinazieblaadjes, verdeel dan de zoete aardappelpartjes en voeg tot slot een tonijnsteak toe. Bestrooi de biefstuk met gekneusde roze peperkorrels en serveer met een schijfje citroen.

g) Bewaar in luchtdichte containers in de koelkast voor maximaal 3 dagen. Als u klaar bent om te eten, verwijdert u het deksel en plaatst u het voorzichtig terug op de bovenkant, met een beetje ruimte. Magnetron op hoog gedurende 3 $\frac{1}{2}$ minuut of tot het heet is. Laat 1 minuut rusten alvorens te eten.

22. Snel Pittige Cajun Zalm En Knoflook Groenten

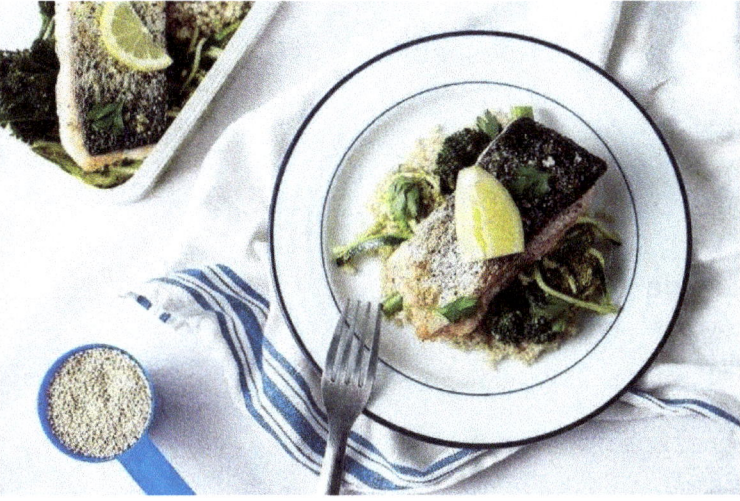

ingrediënten

- 3 teentjes knoflook (grof gesneden)
- 1 citroen (heel dun gesneden)
- 3 wilde zalmfilets
- 1,5 el cajunkruiden
- 1 eetlepel olijfolie
- 1 theelepel grof zeezout en zwarte peper
- 180 g (droog gewicht) couscous
- 10-12 malse broccolistelen
- 2 pompoenen

Routebeschrijving

a) Verwarm de oven voor op 160°C. Snijd de droge uiteinden van de malse broccolistengel (ongeveer 1 cm) en draai de courgettes in spiralen.

b) Leg de broccoli in een diepe ovenschaal, bestrooi met de courgettes, knoflook en citroen en breng op smaak met zeezout en zwarte peper. Besprenkel met een beetje olijfolie.

c) Bestrijk de zalmfilets aan alle kanten met de resterende olijfolie en Cajun-kruiden en leg ze met het vel naar boven op de groenten. Bak 25 minuten, verhoog daarna de temperatuur tot 180°C en bak nog 5 minuten, tot het vel begint te rijzen.

d) Kook de couscous volgens de aanwijzingen op de verpakking en verdeel over 3 Tupperware-bakjes. Verdeel de zalm, groenten en enkele partjes citroen over de kommen en laat afkoelen. Dek af en zet maximaal 3 dagen in de koelkast.

e) Wanneer u klaar bent om te eten, magnetron op hoog gedurende 3 minuten of tot het heet is.

23. Pastasalade Met Tonijn

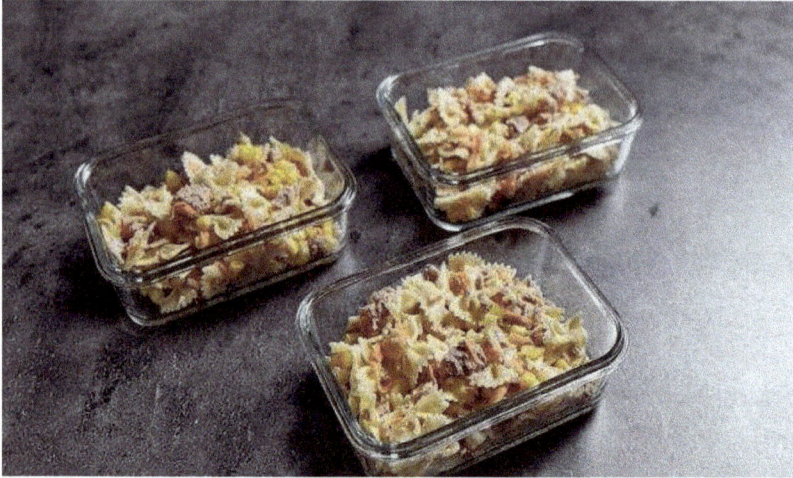

Porties 3

ingrediënten

- 200 g gekookte pasta
- 2 blikjes tonijn
- 1 blikje suikermaïs (100 g)
- 2 wortelen (versnipperd)
- 1 gele paprika (in blokjes)

Voor aankleden:

- 4 eetlepels olijfolie
- 1 citroen (sap en schil)
- $\frac{1}{2}$ theelepel knoflookpoeder
- Zout en peper naar smaak

Routebeschrijving

a) Maak eerst de dressing door de olie, het citroensap en de rasp, knoflookpoeder, zout en peper in een kleine kom te doen en goed te mengen.

b) Voeg vervolgens de gekookte pasta toe aan een grote kom en voeg vervolgens de geraspte wortel, suikermaïs, in blokjes gesneden paprika en uitgelekte tonijn toe. Giet de dressing erover en gebruik dan een grote lepel om alles goed te mengen zodat alles goed verdeeld is.

c) Verdeel over 3 meal prep containers en zet in de koelkast voor de komende dagen. Lunch geregeld.

24. Zalm Poké Bowl

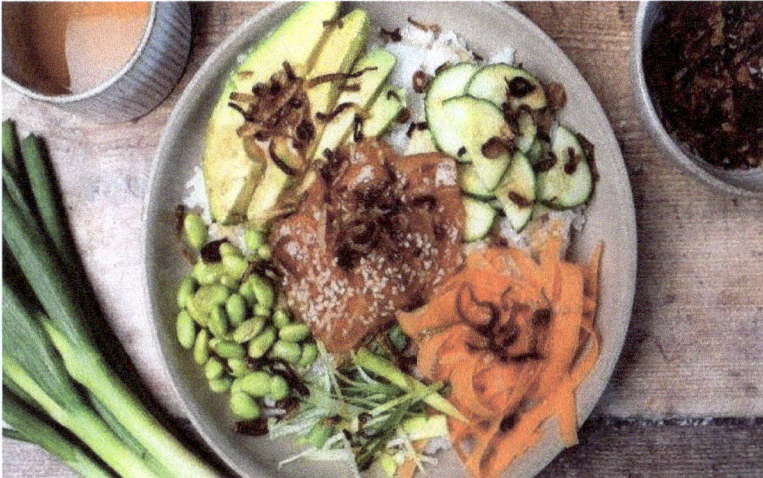

Jij draagt 4

ingrediënten

- 3 eetlepels lichte mayonaise
- 1 eetlepel sriracha
- 2 eetlepels sojasaus
- 2 eetlepels mirin (of een andere rijstwijnazijn)
- 1 eetlepel geroosterde sesamolie
- 1 lepel honing
- 300 g zalm van sashimikwaliteit
- 1 wortel
- 1 komkommer
- 2-3 lente-uitjes
- 1 avocado (in plakjes gesneden)
- 1 kop kant-en-klare edamame bonen
- 250 g plakkerige witte sushirijst
- 1-2 sjalotten (fijngesnipperd)
- 1 eetlepel kokosolie

- Voor garnering: sesamzaadjes

Routebeschrijving

a) Meng eerst de lichte mayonaise, sriracha, sojasaus, mirin, sesamolie en honing tot een gladde marinade.

b) Bewaar de helft van de marinade om later als dressing te gebruiken en voeg dan de zalmsashimi toe aan de resterende marinade. Meng de zalm met de marinade, zorg ervoor dat deze niet beschadigt en laat hem vervolgens minimaal een uur marineren.

c) Spoel de sushirijst grondig af tot het water helder is. Kook vervolgens de sushirijst volgens de aanwijzingen op de verpakking (meestal ongeveer 10 minuten koken en dan 10 minuten stomen) en laat afkoelen voordat je het serveert.

d) Snijd de komkommers in vieren, snijd de lente-uitjes in de lengte doormidden en snijd de wortelen in julienne met een dunschiller.

e) Verhit nu de kokosolie in een pan met antiaanbaklaag en voeg de gesneden sjalotten toe. Fruit de sjalotten zachtjes op laag vuur gedurende ongeveer 7 minuten, tot ze bruin en krokant zijn. Haal vervolgens uit de pan en leg op een stuk keukenpapier.

f) Als alles klaar is, bouw je je poke bowl door eerst rijst in lagen te leggen en dan alle toppings. Garneer met sesamzaadjes en geniet direct of bewaar in luchtdichte bakjes in de koelkast tot 3 dagen als maaltijdbereiding.

25. Eiwitrijke kedgeree

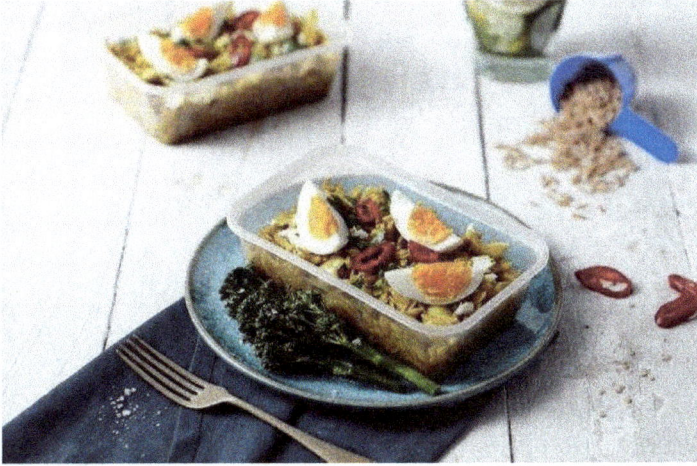

Voor: 3 maaltijden

ingrediënten

- 3 filets gerookte schelvis

- 1 theelepel kokosolie

- 1 witte ui (fijn gesneden)

- 1 theelepel kurkuma

- 1 theelepel gemalen koriander

- 1 theelepel medium kerriepoeder

- 3 hardgekookte eieren (geschild en in vieren)

- 500 g gekookte bruine rijst of nul rijst (160 g droog gewicht)

- Een handvol verse koriander

Routebeschrijving

a) Plaats de gerookte schelvis in een grote koekenpan op middelhoog vuur. Bedek met een centimeter water. Breng aan de kook, zet het vuur lager en laat 5 minuten sudderen. Eenmaal gaar, haal van het vuur en breek in stukjes. Opzij zetten.

b) Giet het water uit de pan en voeg de kokosolie toe. Voeg de gesnipperde ui toe en kook op middelhoog tot laag vuur in 5 minuten goudbruin.

c) Voeg de kurkuma, gemalen koriander en kerriepoeder toe en kook nog 30 seconden, af en toe roeren.

d) Voeg de gekookte rijst en schelvis toe en roer. Verwarm, voeg dan de gekookte eieren toe en meng opnieuw. Breng over naar maaltijdbereidingscontainers en serveer met groenten naar keuze.

26. Gekruid Lam Met Bulgur Feta

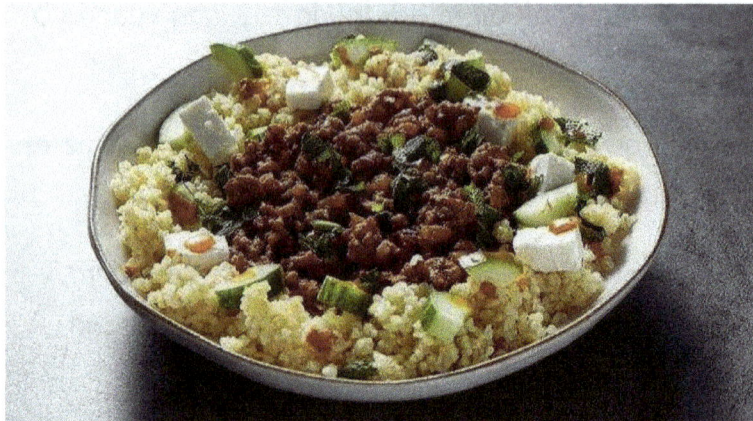

Diensten 2

Ingrediënten

- 1 eetlepel olie
- 1 rode ui (gesnipperd)
- 1 eetlepel geraspte el hanout
- 3 eetlepels tomatenpuree
- 250 g lamsgehakt
- Zout en peper naar smaak
- 125 ml kokend water
- 130 g bulgur tarwe
- 100 g feta (blokjes)
- $\frac{1}{2}$ komkommer (in stukjes gesneden)
- Verse muntblaadjes voor garnering

Routebeschrijving

a) Verhit eerst de olie in een grote pan en bak de ui een paar minuten tot hij zacht is. Voeg de ras el hanout en tomatenpuree toe en roer tot alles gelijkmatig is bedekt.

b) Voeg nu het lamsgehakt toe en breek in stukken, meng om te combineren met al het andere. Breng op smaak met peper en zout en laat 5-10 minuten koken of tot het niet meer roze kleurt.

c) Voeg het kokende water toe en laat nog 10 minuten sudderen om de vloeistof te verminderen en de saus in te dikken.

d) Voeg ondertussen de bulgur toe aan een pan met kokend water en kook volgens de aanwijzingen op de verpakking.

e) Nadat ze gaar zijn, pluis met een vork en voeg de blokjes feta en komkommer toe, meng door de bulgur.

f) Bouw een bedje van bulgur feta op een bord en garneer met een paar lepels van het lamsmengsel.

g) Garneer met een paar verse muntblaadjes en serveer!

27. Magere, romige pasta met worst

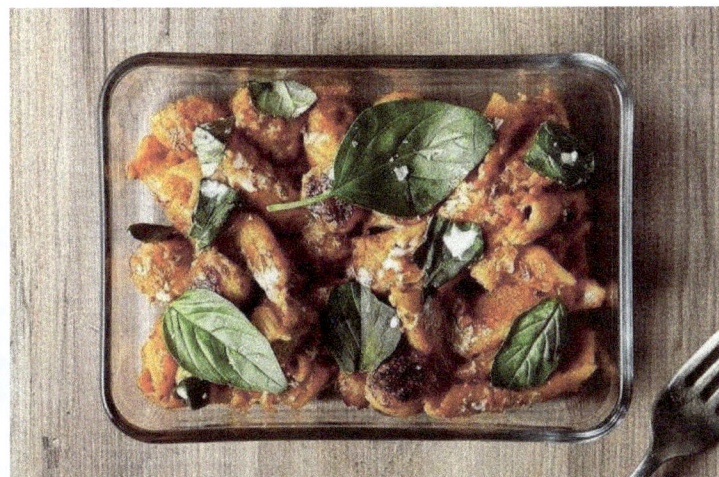

Voor 4 porties

ingrediënten

- 1 theelepel 100% kokosolie.

- 1 prei (fijn gesneden)

- 2 teentjes knoflook (gesnipperd)

- 8 magere worstjes (in plakjes)

- 200 g kwark

- 1 blik gepelde tomaten

- 240 g volkoren penne pasta

- 1 theelepel gedroogde hete pepervlokken

- 1 snufje zout en peper naar smaak

- 1 handvol verse basilicumblaadjes

Routebeschrijving

a) Voeg de kokosolie toe aan een grote koekenpan met antiaanbaklaag op middelhoog vuur. Voeg de gesneden prei toe aan de pan en bak 3-4 minuten, af en toe roeren.

b) Voeg de knoflook toe en bak nog 2 minuten, voeg dan de gesneden worst toe en bak 6-10 minuten, af en toe roeren, tot ze aan alle kanten bruin zijn. Voeg de hete pepervlokken toe en breng op smaak met peper en zout.

c) Vervolgens de pan met tomaten en gooi om te combineren. Laat het een paar minuten borrelen en voeg dan de kwark toe, goed mengend om een rijke en romige saus te maken.

d) Voeg de gekookte pasta toe aan de pan en meng met de saus om te combineren.

e) Haal de pasta na een paar minuten van het vuur en verdeel in kommen, gegarneerd met verse basilicumblaadjes.

28. Zoete aardappel en chorizo hasj

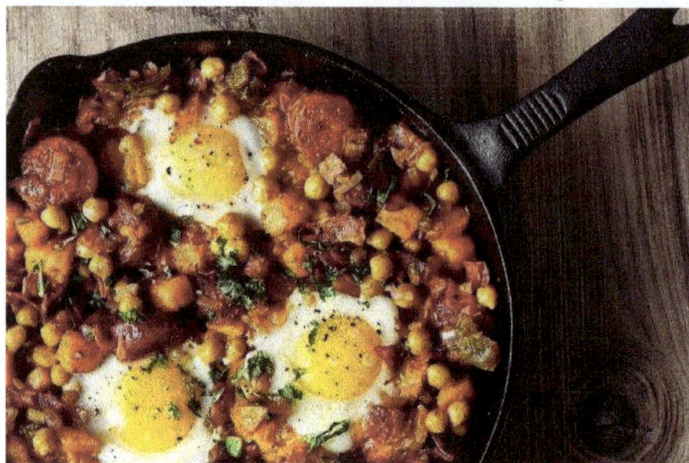

Porties: 4

ngrediënten

- 500 g zoete aardappelen

- 1 eetlepel kokosolie

- $\frac{1}{2}$ rode ui (fijn gesneden)

- 200 g kikkererwten uit blik (uitgelekt)

- 150 g chorizo of pancetta (in blokjes van 1 cm gesneden)

- $\frac{1}{2}$ theelepel zeezout

- $\frac{1}{2}$ theelepel zwarte peper

- 4 middelgrote scharreleieren

- Enkele ingelegde en gesneden jalapeños

Routebeschrijving

1) Maak de zoete aardappelen schoon en snijd ze in blokjes van 2 cm. Doe de blokjes in een pan, bedek ze met water en breng aan de kook. Na het koken afgieten en 2-3 minuten laten stomen.

b) Terwijl je wacht, voeg je de kokosolie toe aan een koekenpan op middelhoog vuur. Voeg, nadat het gesmolten is, de gesnipperde ui en chorizo/pancetta toe en bak 3-4 minuten, af en toe roeren.

c) Verlaag vervolgens het vuur tot medium en voeg de zoete aardappelen, kikkererwten, jalapenos, zeezout en zwarte peper toe. Giet een beetje en bak 8-10 minuten zonder ze te verplaatsen, tot de bodem knapperig wordt.

d) Maak, als ze knapperig zijn, 4 kuiltjes in de hasj en breek de eieren erin. Bedek de pan met een deksel en kook 2-3 minuten tot de eieren gaar zijn maar de dooier nog vloeibaar is (u kunt langer koken als u van doorgebakken dooiers houdt).

e) Werk af met een paar extra jalapeños en serveer.

29. Teriyaki Rundvlees Zoodles

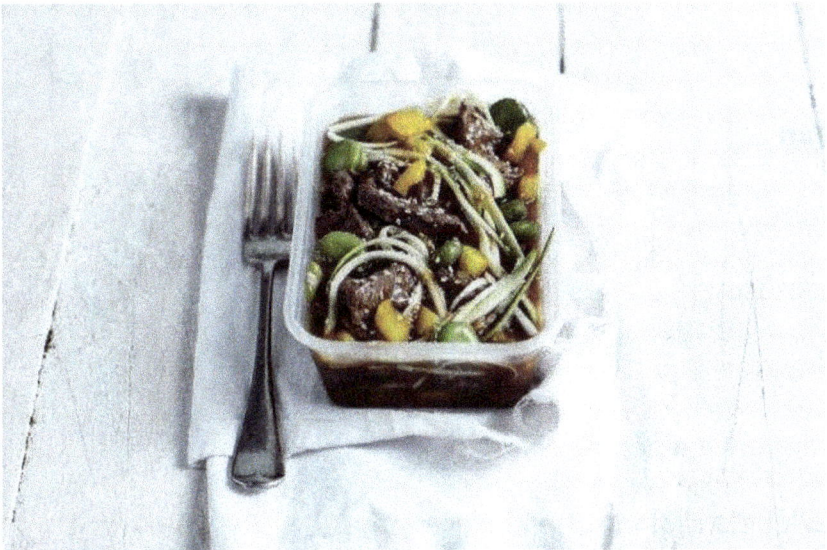

Voor: 4 maaltijden

ingrediënten

Voor de saus:

- 75 ml sojasaus

- 120 ml water

- 1,5 eetlepels maizena

- 4-5 eetlepels biologische ahornsiroop

- Optioneel: 1 teentje knoflook (gehakt)

- $\frac{1}{2}$ duim gember (geraspt)

Voor de rest:

- 1 theelepel kokosolie

- 3 rumpsteaks (in plakjes gesneden)

- 4 courgettes (spiraalvormig)

- 2 gele paprika's (gehakt)

- 75 g edamame bonen

- Bestrooi met sesamzaadjes

Routebeschrijving

a) Klop de soja, het water en de maizena/guargom in een pan en verwarm zachtjes gedurende 5-6 minuten tot de saus is ingedikt. Voeg op dit punt de knoflook en gember toe als je deze gebruikt. Nadat het is ingedikt, klop je de ahornsiroop erdoor en haal je het van het vuur. Opzij zetten.

b) Verhit een grote wok (of koekenpan) 1-2 minuten op hoog vuur. Voeg, als het erg heet is, de kokosolie en de plakjes biefstuk toe en bak 1-2 minuten, af en toe omdraaien.

c) Voeg de spiraalvormige pompoen en gehakte peper toe en bak nog 2-3 minuten.

d) Roer tot slot de teriyakisaus en de edamamebonen erdoor, doe ze in de Tupperware-bakjes en laat ze afkoelen.

e) Strooi er een paar sesamzaadjes over en zet in de koelkast. Eenvoudig!

30. Gebakken feta couscous

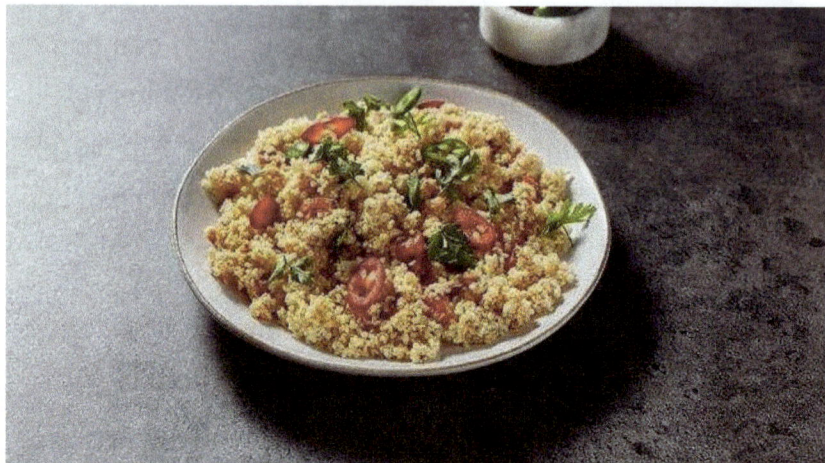

Jij draagt 4

ingrediënten

- 200 g feta

- 400 g cherrytomaatjes

- 1 theelepel gemengde kruiden

- 1 eetlepel olijfolie

- 200 g couscous

- 500 ml groentesoep

- Verse chilipepers voor garnering

- Peterselie voor garnering

Routebeschrijving

a) Verwarm de oven voor op 200°C.

b) Voeg de feta en cherrytomaatjes toe aan een ovenvaste bakplaat. Bestrooi met gemengde kruiden en besprenkel met olijfolie, bak dan 25-30 minuten in de oven.

c) Voeg intussen de couscous toe aan een grote kom en overgiet met de sudderende groentebouillon. Meng goed, dek af met een deksel of bord en laat ongeveer 10 minuten sudderen of tot het vocht is opgenomen en de couscous licht en luchtig is.

d) Prak nu met een vork of een stamper de gebakken feta en cherrytomaatjes zachtjes tot een soort dikke saus. Voeg de couscous toe en roer door elkaar.

e) Garneer met vers gehakte hete pepers, een snufje zwarte peper en peterselieblaadjes. Direct genieten of maximaal 3 dagen bewaren.

31. Dahl-linzen uit één pot

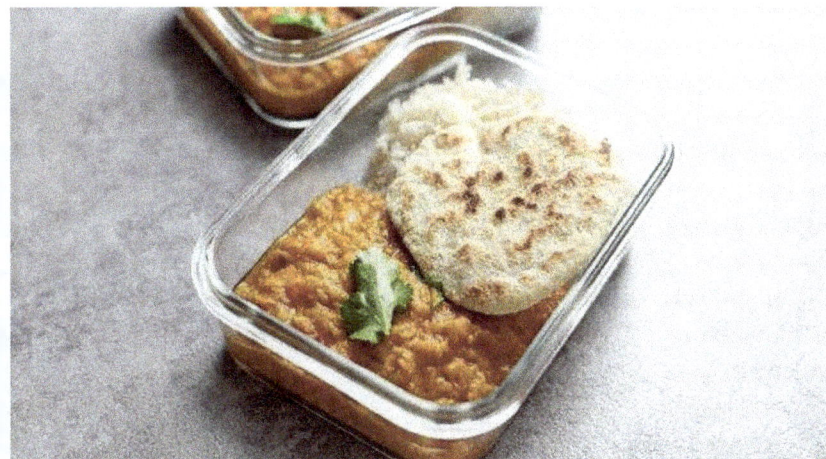

Maak 4

ingrediënten

- 2 eetlepels 100% kokosolie.

- 1 ui (gesnipperd)

- 1 inch gember

- 3 teentjes knoflook (geperst)

- 1,5 eetlepel kurkuma

- 1,5 lepel komijn

- 1,5 el medium kerriepoeder

- 300 g rode linzen (gewassen)

- 1 blik gepelde tomaten

- 1,2 liter groentesoep

- 1 koriander

- 200 g bloem

- 1/4 theelepel zout

- 2 theelepels bakpoeder

- 250 g yoghurt zonder zuivel

Routebeschrijving

a) Voeg eerst de kokosolie toe aan een grote koekenpan op middelhoog vuur. Voeg, zodra het gesmolten is, de ui, gember en knoflook toe en bak 3-4 minuten, af en toe roeren.

b) Bereid terwijl je wacht de bouillon in een aparte kom of kan - door een bouillonblokje op te lossen in 1200 ml kokend water. Opzij zetten.

c) Voeg vervolgens de kurkuma, komijn en kerriepoeder toe aan de pan en bak al roerend nog een minuut.

d) Voeg de linzen toe en roer om ervoor te zorgen dat ze volledig zijn gecombineerd met de ingrediënten die al in de pan zitten. Voeg vervolgens de tomaten toe en meng.

e) Schenk nu voorzichtig de soep erbij en roer langzaam om ervoor te zorgen dat alles goed gemengd is. Zet het vuur laag, doe de deksel op de pan en laat het 30 minuten sudderen.

f) Terwijl je wacht, begin je met het bereiden van je naans. Voeg bloem, zout, bakpoeder en yoghurt toe aan een kom en meng goed tot je een dik deeg krijgt.

g) Strooi wat bloem over het werkoppervlak en gebruik vervolgens je handen om het deeg grondig te kneden en tot een bal te combineren. Gebruik een scherp mes om de bal in gelijke delen te snijden - ik nam 8 delen voor de mini-naans, maar kwartjes zouden 4 grote maken.

h) Vorm met je handen elk deegdeel in een platte schijfvorm en plaats ze vervolgens één voor één in een pan op middelhoog vuur. Bak ze elk een paar minuten, tot ze beginnen te rijzen en bruin worden.

i) Zodra de linzendahl met één pot gaar is, roer goed en verdeel het dan met rijst in maaltijdbereidingscontainers. Voeg aan elk een mini-naan toe en garneer met koriander.

32. Vegan bowl met zoete paprika en chocolade eiwitballetjes

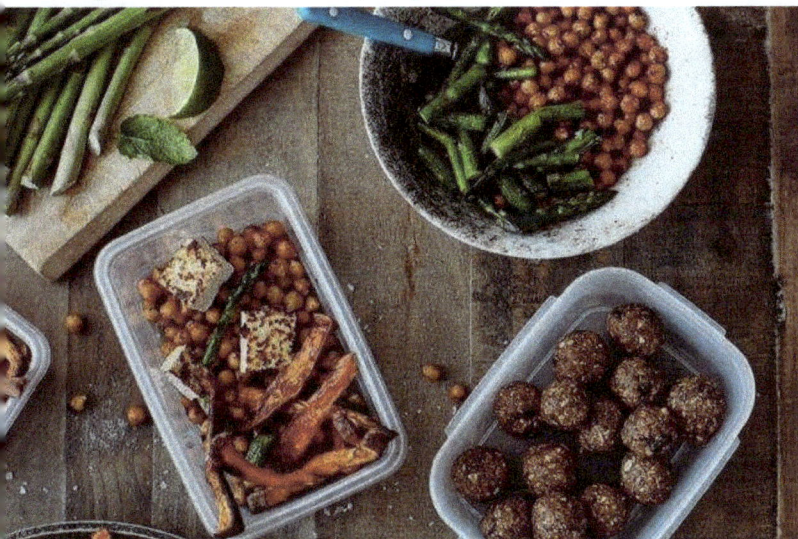

ingrediënten

ingrediënten

- 2 400 g stevige tofu
- 400 g kikkererwten
- 1 eetlepel kokosolie
- 1 eetlepel paprika
- 200 g asperges
- 1 snufje zeezout en peper
- 1 grote zoete aardappel
- 1 eetlepel bloem
- 1 eetlepel biologisch Macapoeder

Voor de avocadocrème:

- 2 kleine rijpe avocado's
- 2 eetlepels appelciderazijn
- 2 eetlepels extra vierge olijfolie
- 1-2 eetlepels koud water
- Snufje zeezout en peper

Voor de eiwitballen:

- 2 eetlepels vegan mix (zachte chocoladesmaak)

- 2 eetlepels instant haver

- 75 g cashewboter

- 2 eetlepels suikervrij/honing/agavesiroop

- 1-2 eetlepels amandel/kokos/sojamelk

- 1 eetlepel chiazaad om te rollen

Routebeschrijving

a) Verwarm de oven voor op 200°C of 180°C hetelucht.

b) Schil de zoete aardappelen en snijd de frietjes in stukken en kook ze 10 minuten. Laat goed uitlekken en laat een paar minuten staan om het vocht te laten ontsnappen, bestrooi dan een beetje bloem en 1 eetlepel macapoeder. Bak 20-25 minuten op de bovenste plank van de oven.

c) Terwijl je wacht, verwarm je een grote koekenpan op middelhoog vuur en voeg je de kokosolie, kikkererwten en asperges toe. Bak 7-8 minuten en voeg dan de tofu toe. Bak nog 3 minuten, af en toe roeren en voeg paprikapoeder, zout en peper toe en bak nog 2 minuten.

Voor de avocadocrème:

d) Voeg alle ingrediënten toe aan een blender en verwerk tot een glad en romig geheel. Plaats in een kleine Tupperware-container om toe te voegen aan de maaltijdbereiding na het opwarmen.

Voor de eiwitballen:

e) Combineer vegan mix en instant havermout in een mengkom. Voeg de notenboter en siroop toe, meng en voeg geleidelijk de melk toe tot je het mengsel in balletjes kunt rollen. Rol de balletjes in chiazaadjes en stop ze in plastic bakjes om mee te nemen voor een gezonde snack!

33. Vegan fajitas van 15 minuten

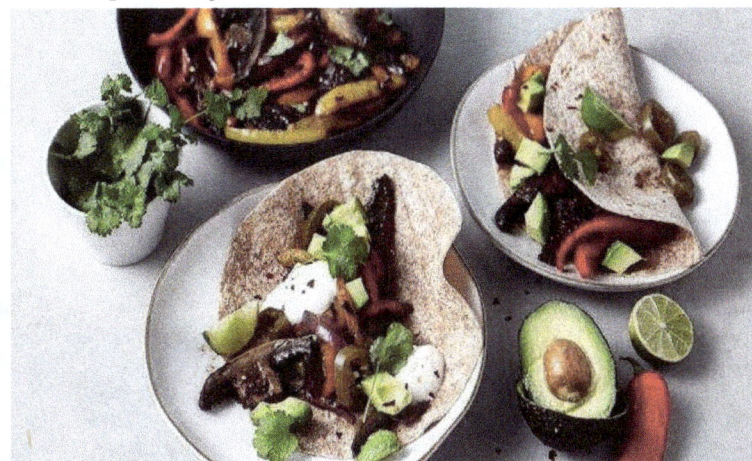

Porties: 2

ingrediënten

- 1 eetlepel kokosolie

- 2 paprika's (in plakjes gesneden)

- 1 witte ui (gesnipperd)

- 4 Portobello-paddenstoelen (in plakjes)

- Fajita-kruiden: $\frac{1}{2}$ theelepel paprika, 1 theelepel chilipoeder, $\frac{1}{2}$ theelepel knoflookpoeder, $\frac{1}{2}$ theelepel komijn

- 1 eetlepel sojasaus

- Een flinke handvol ingelegde en gesneden jalapeño pepers

- 6 kleine volkoren tortilla's

Optionele toppings:

- Guacamole

- Tomatensaus

Routebeschrijving

a) Verhit een grote koekenpan op middelhoog vuur. Doe de kokosolie erbij en voeg, nadat het gesmolten is, de gesneden ui en paprika toe. Bak 8-10 minuten tot de groenten zacht beginnen te worden, roer dan de kruiden erdoor en bak nog 2 minuten, af en toe roeren.

b) Voeg de Portobello-paddenstoelen en sojasaus toe aan het mengsel en bak ze bruin - dit duurt ongeveer 4-6 minuten.

c) Als ze bruin zijn, verwarm je de tortilla's 5-10 minuten in de oven of 30 seconden in de magnetron op vol vermogen. Vul tortilla's met Portobello fajita mengsel en bedek met jalapeño pepers, guacamole en salsa. Perfectie.

34. Krokante Tofu en Teriyaki Noodles

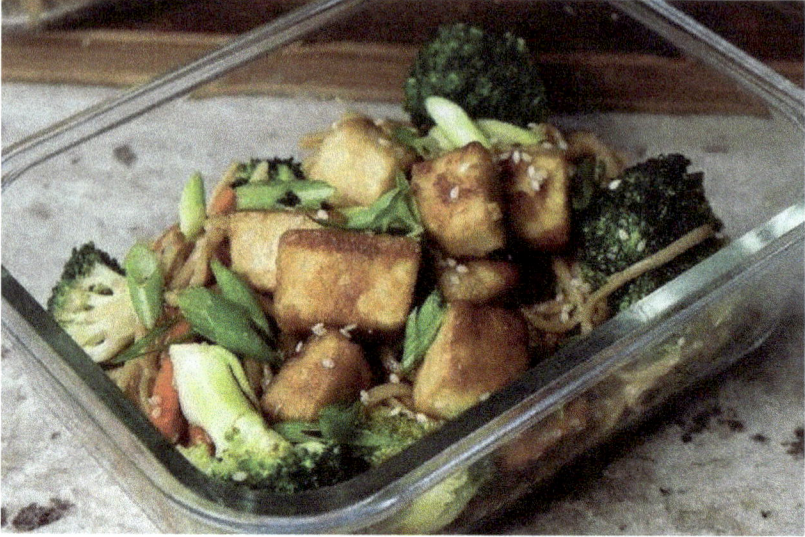

Jij draagt 4

ingrediënten

Voor de teriyakisaus:

- 70 ml sojasaus

- 2 eetlepels bruine suiker

- 1 theelepel gember (fijngehakt)

- 1 theelepel knoflook (fijngehakt)

- 1 theelepel sesamzaadolie

- 1 lepel honing

- 3 eetlepels mirin

- 2 theelepels maizena (gemengd met een scheutje koud water)

Voor knapperige tofu:

- 1 blok tofu

- 3 eetlepels sojasaus

- 50 g maïsmeel

- 1 eetlepel kokosolie

Voor de taart:

- 1 eetlepel kokosolie

- 1 wortel (in luciferreepjes gesneden)

- 1 broccoli (roosjes van de steel gesneden)

- 4 nesten eiernoedels

- Voor garnering: lente-ui (gesnipperd)

Routebeschrijving

a) Maak eerst de teriyakisaus door de sojasaus, bruine suiker, knoflook, gember, sesamolie, honing, mirin (of rijstwijnazijn) en het maïsmeelmengsel in een kleine kom te mengen. Meng goed zodat alle ingrediënten gelijkmatig worden gemengd.

b) Voeg vervolgens 3 eetlepels sojasaus en 50 g maïsmeel toe in twee aparte kommen. Snijd de tofu in blokjes, dompel elk stuk vervolgens in sojasaus en vervolgens in maïsmeel, zorg ervoor dat elk stuk bedekt is voordat u het opzij zet.

c) Verhit de kokosolie in een pan of wok met antiaanbaklaag en voeg de gecoate tofu toe aan de pan om te koken, roer en draai elke 1-2 minuten, tot ze knapperig en goudbruin zijn. Verwijder en zet opzij.

d) Breng een grote pan water aan de kook en kook de eiernoedels volgens de aanwijzingen op de verpakking.

e) Verhit vervolgens de resterende kokosolie in een pan en voeg de wortel en broccoli toe. Bak 5 minuten tot ze iets zachter zijn en haal ze dan uit de pan.

f) Voeg de teriyakisaus toe aan de pan, kook op laag vuur tot de saus begint te borrelen en indikt. Als je tevreden bent met de consistentie van de saus, voeg je de korte eiernoedels toe aan de pan. Gooi de noedels om met de teriyakisaus, voeg dan de wortel en broccoli toe en meng om te combineren.

g) Verdeel de teriyaki noedels over 4 vormpjes, serveer de krokante tofu erover en garneer met lente-uitjes. gesorteerd.

35. Veganistische linzen bolognese

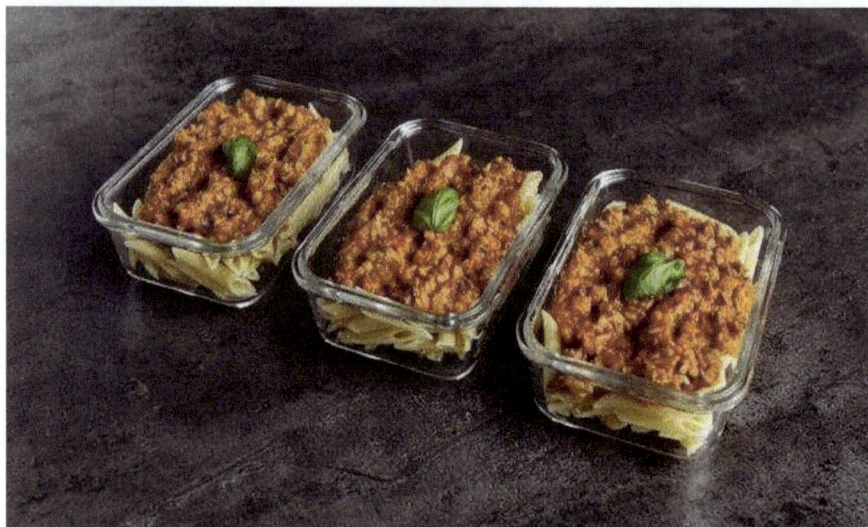

Jij draagt 4

ingrediënten

- 1 eetlepel olijfolie

- 1 ui (in blokjes gesneden)

- 2 wortelen (in blokjes gesneden)

- 2 stengels bleekselderij (in blokjes)

- 3 teentjes knoflook (gesnipperd)

- Specerijen: zout en peper

- 2 eetlepels tomatenpuree

- 120 g rode linzen (droog gewicht)

- 1 blik gepelde tomaten

- 300 ml water

- 1 groentesoepblokje

- Geserveerd met: penne pasta en verse basilicum

Routebeschrijving

a) Verhit de olijfolie in een grote pan en voeg de ui toe. Bak een paar minuten om zacht te worden, voeg dan de wortel toe en roer.

b) Voeg de in blokjes gesneden bleekselderij toe en kook 5 minuten voordat u de gehakte knoflook en in blokjes gesneden champignons toevoegt. Roer om alle ingrediënten in de pan te combineren, kruid royaal en kook nog 2-3 minuten tot de champignons bruin zijn.

c) Roer dan de tomatenpuree erdoor, dan de rode linzen en de gehakte tomaten.

d) Voeg voorzichtig het water toe aan de pan, zorg ervoor dat alles onder staat en roer er dan het groentebouillonblokje door. Laat het 20 minuten op laag vuur koken tot de linzen het meeste water hebben opgenomen en in omvang zijn verdubbeld.

e) Serveer direct op een bedje van vers gekookte pasta of spaghetti en garneer met verse basilicum.

f) Verdeel restjes in meal prep containers om later in de week van te genieten.

36. Ontbijt Burrito's voor de hele week

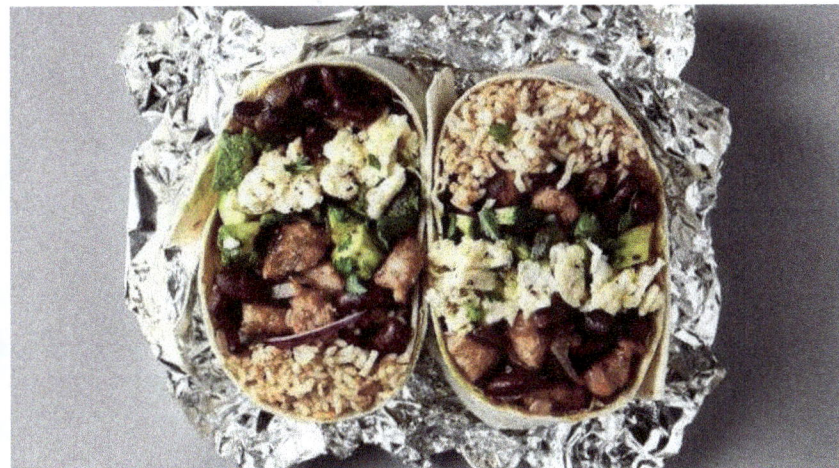

Produceert: 5

ingrediënten

- 150 g langkorrelige of bruine rijst (droog gewicht)
- 100 g gehakte tomaten uit blik
- 1 grote witte ui (fijngehakt)
- 10 middelgrote eieren of 250 ml vloeibaar eiwit
- 10 magere varkensworstjes (in blokjes van 1 cm gesneden)
- 125 g magere cheddar of Mexicaanse kaas (geraspt)
- 250 g zwarte bonen uit blik
- 1 theelepel zeezout, zwarte peper en gerookte paprika
- 5 volkoren bloem tortilla's
- 50 g ingelegde en gesneden jalapeno

Routebeschrijving

a) Kook eerst de rijst. Giet de droge rijst in een grote pan en bedek met 200 ml koud water en de gehakte tomaten. Breng aan de kook, zet het vuur laag, dek af met een deksel en laat 10-15 minuten sudderen tot de rijst alle vloeistof heeft opgenomen.

b) Terwijl je wacht tot de rijst kookt, kook je de rest. Zet een grote koekenpan met antiaanbaklaag op middelhoog vuur met een beetje kokosolie. Als de kokosolie is gesmolten, voeg je de gesnipperde ui toe en bak je 3-4 minuten tot de ui bruin begint te worden.

c) Voeg de worstblokjes en zwarte bonen toe aan de pan met het paprikapoeder, zout en peper en bak nog 3-4 minuten tot ze knapperig zijn. Eenmaal gaar, giet het in een kom en zet opzij, en zet de pan op het vuur.

d) Als het worstmengsel gaar is, bak je de eieren. Breek de eieren in een kom met een beetje zout en peper en klop ze los met een vork. Giet de eieren in de pan en bak ze al roerend 3-4 minuten.

e) Zodra alle componenten gaar zijn, zet u de burrito's in elkaar. Leg de tortilla's neer en verdeel de gekookte rijst in het midden van elk in een korte, dikke lijn, laat ruimte rond de randen. Voeg het mengsel van worstjes, uien en zwarte bonen toe, dan eieren, geraspte kaas en tenslotte jalapenos.

f) Vouw nu de burrito's dicht. Vouw de zijkanten van elke tortilla over het midden van het mengsel en vouw vervolgens de onderkant strak naar het midden. Rol het dicht opeengepakte mengsel op naar de enige open rand en blijf rollen tot je een strakke burrito hebt.

g) Tijd om de burrito's in te vriezen. Wikkel elke burrito stevig in huishoudfolie en plaats in de vriezer.

h) Als u klaar bent om een gezonde ontbijtburrito te eten, pakt u de burrito gewoon uit en wikkelt u deze in een stuk keukenpapier en vervolgens gedurende ca. 2 minuten of tot het is opgewarmd. Voeg desgewenst een halve avocado toe zodra deze warm is.

37. Burrito potten

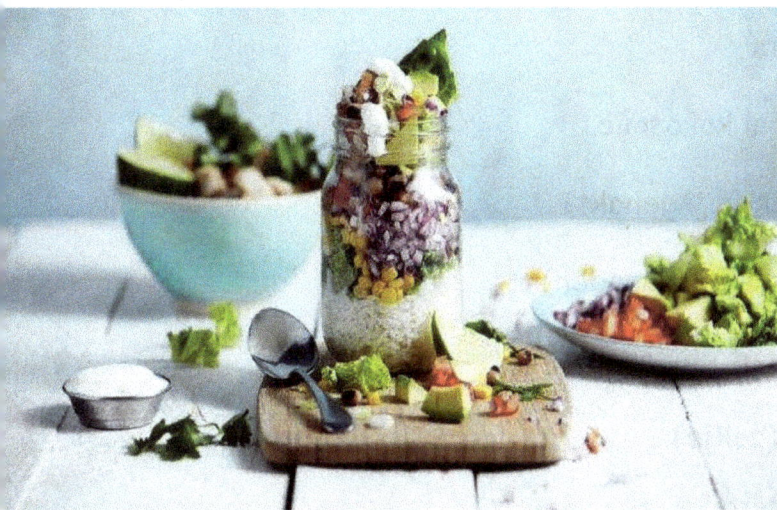

ingrediënten

- 4 kipfilets

- 1 theelepel kokosolie

- 4 tomaten (fijngehakt)

- 1 rode ui (fijn gesneden)

- Snufje zout en peper

- 1 limoen (zakje)

- 4 zakjes (400g) Zero Rice

- 1 blik van 200 g suikermaïs (uitgelekt)

- 2 avocado's

- 2 kroppen sla (gesneden)

- 8 eetlepels zure room

- Lente-ui ter decoratie

Routebeschrijving

a) Snijd de kipfilet in blokjes, kruid en bak op middelhoog vuur met een beetje kokosolie tot ze gaar zijn. Verwijder en laat afkoelen.

b) Kook de rijst. Spoel af onder koud water en kook vervolgens 1 minuut in de magnetron of 2-3 minuten in een pan. Zet het opzij en laat het een beetje afkoelen.

c) Stel je metselaarpotten samen. Verdeel en voeg de gesneden tomaten en uien, het limoensap en een beetje zout en peper toe en schep om. Voeg 2 eetlepels room toe aan elke pot. Door eerst de vloeistof toe te voegen, heb je na een paar dagen in de koelkast geen doorweekte salade.

d) Verdeel de suikermaïs over de potten, voeg dan de rijst, kip, avocado, slablaadjes en tot slot de kaas toe. Draai de deksel erop en geniet 4 dagen lang van een gezonde lunch!

38. Eiwitrijke gevulde paprika's op 4 manieren

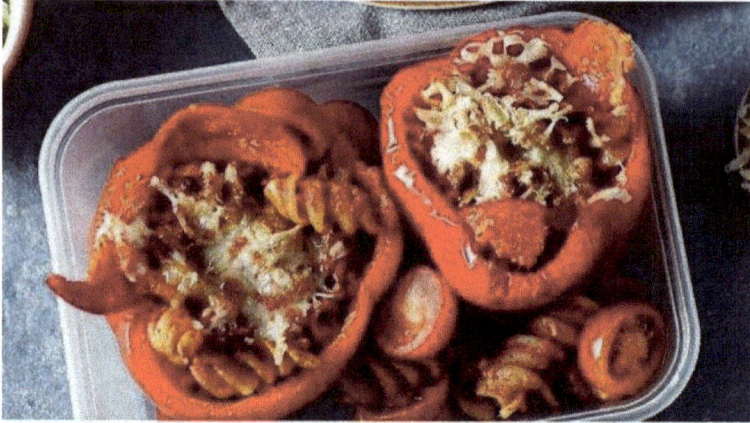

ingrediënten

- 2 grote paprika's, topjes en zaden verwijderd

- 50 g langkorrelige rijst, gekookt

- 1 kipfilet (gekookt en gehakt)

- 2 eetlepels tomatensalsa

- 50 g zwarte bonen

- 1 zakje fajita-kruiden (of om zelf te maken, combineer $\frac{1}{2}$ theelepel paprika, $\frac{1}{2}$ theelepel uienpoeder, $\frac{1}{2}$ theelepel knoflookpoeder, $\frac{1}{4}$ theelepel zout, $\frac{1}{4}$ theelepel peper)

- Paar ingemaakte jalapenos + 1 eetlepel pekel

- Klodder crème

Routebeschrijving

a) Combineer de gekookte rijst, kip, salsa, zwarte bonen en kruiden in een kom en schep over de paprika's.

b) Bak 20 minuten op 180°C en bestrooi met extra zure room en jalapenos.

39. Italiaanse kipgehaktballetjes met spaghetti

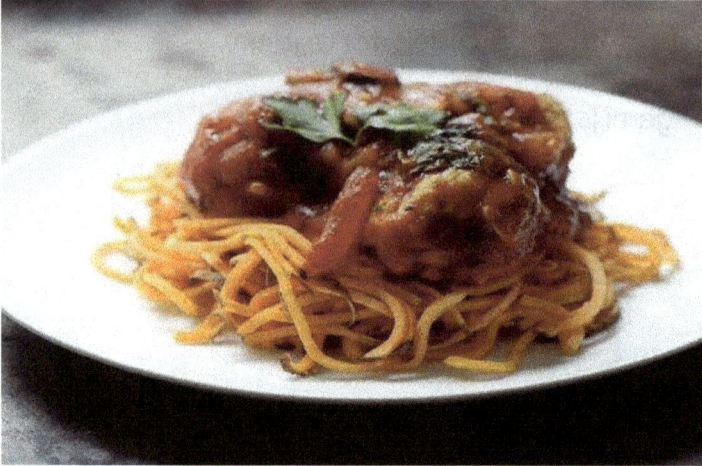

Porties: 4

Ingrediënten:

- 1 kg gemalen kipfilet

- 1 lijnzaadei (1 eetlepel gemalen lijnzaad + 1 eetlepel water)

- 1 eetlepel vers gehakte basilicum

- 1 eetlepel vers gehakte Italiaanse peterselie

- $\frac{1}{2}$ theelepel gedroogde oregano

- $\frac{1}{4}$ theelepel uienpoeder

- $\frac{1}{4}$ theelepel knoflookpoeder

Voor de tomatensaus

- 2 blikjes (15 oz) tomatensaus zonder toegevoegde zout

- $\frac{3}{4}$ kopje rijpe Californische zwarte olijven, in plakjes

- 1 eetlepel kappertjes

- 1 theelepel gehakte knoflook

- 1 middelgrote zoete ui, in blokjes gesneden

- $1\frac{1}{2}$ kopjes gehakte champignons

- $\frac{1}{2}$ theelepel zwarte peper

- ½ theelepel gedroogde tijm

- ½ theelepel gedroogde rozemarijn, geplet

- ⅓ theelepel gedroogde marjolein

- 1 eetlepel vers gehakte basilicum

- 1 eetlepel vers gehakte Italiaanse peterselie

Voor spaghetti

- 4 grote zoete aardappelen (spiraalvormig)

Routebeschrijving:

Voor de kipgehaktballetjes:

a) Verwarm de oven voor op 350 ° F.

b) Bereid het lijnzaadei in een kleine kom en zet opzij om te geleren.

c) Meng in een grote kom de gemalen kip, kruiden, specerijen en lijnzaadei. Meng goed om te combineren.

d) Vet een grote bakplaat in en vorm 12-14 pasteitjes, leg ze gelijkmatig in de bakplaat.

e) Bak 30 minuten of tot de kip gaar is.

Voor de tomatensaus:

f) Voeg eenvoudig alle sausingrediënten toe aan een grote soeppan en laat 10 minuten sudderen. Voeg de kipgehaktballetjes toe en bak nog 5 minuten.

Voor spaghetti:

g) Maak de zoete aardappelen eenvoudig in spiralen (1 per persoon, dus 4 aardappelen zijn voldoende), met behulp van het C-mes.

h) Voeg de spiraalvormige aardappelen toe aan een magnetronbestendige kom met een paar eetlepels water en stoom in de magnetron gedurende 3-5 minuten tot ze net gaar zijn.

i) Serveer de gehaktballetjes en saus over de spaghetti en eet smakelijk!

40. Mediterrane kalkoenballetjes met Tzatziki

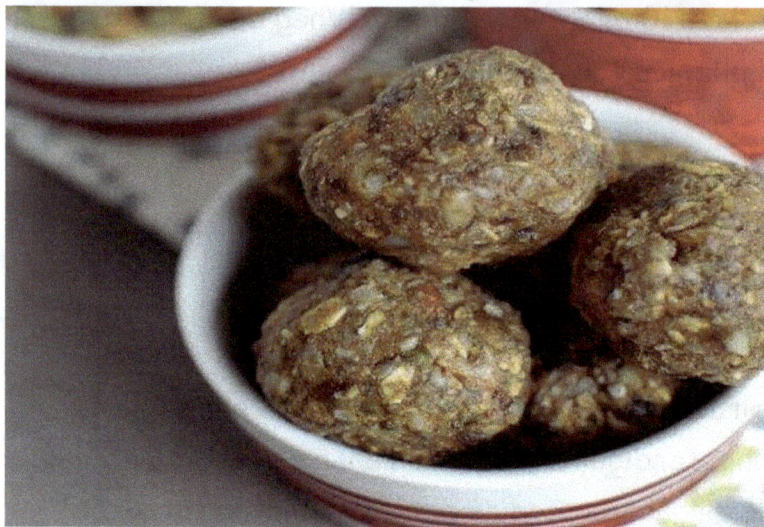

Porties: 50

Ingrediënten:

- 2 kilo gemalen kalkoen

- 2 eetlepels olijfolie

- 1 middelgrote ui, fijngesnipperd

- Zout mes tip

- 1 middelgrote courgette, geraspt

- 1½ eetlepel kappertjes, fijngehakt

- ½ kopje zongedroogde tomaten, gehakt

- 2 sneetjes volkorenbrood (of witbrood)

- ½ kopje peterselie

- 1 ei

- 1 grote teen knoflook, fijngehakt

- ½ theelepel koosjer zout

- ½ theelepel zwarte peper

- 1 eetlepel Worcestershiresaus

- ½ kopje geraspte of geraspte Parmezaanse kaas

- 2 eetlepels fijngehakte verse munt

Voor de tzatzikisaus

- 8 ons magere yoghurt

- 1 grote teen knoflook, fijngehakt

- 1 citroen, met schil

- 1 eetlepel verse munt

- $\frac{1}{2}$ komkommer, geschild

Routebeschrijving:

a) Verwarm de oven voor op 375 graden. Bereid twee bakplaten voor door ze te bekleden met aluminiumfolie en ze in te spuiten met groentespray.

b) Verhit 1 eetlepel olijfolie op middelhoog vuur in een middelgrote koekenpan. Voeg de ui en een snufje zout toe en bak tot ze glazig zijn. Breng de ui over naar een grote kom.

c) Voeg de resterende eetlepel olijfolie toe aan de pan en voeg de geraspte courgette toe. Bestrooi met een snufje zout en kook tot de courgette geslonken en zacht is – ongeveer 5 minuten. Doe de courgette in de kom met de uien. Voeg de kappertjes en de zongedroogde tomaatjes toe en roer door elkaar.

d) Doe het brood in de kom van een mini-keukenmachine en pulseer tot je fijne kruimels hebt. Voeg de peterselie toe en pulseer een paar keer tot de peterselie fijngehakt is en goed vermengd is met het paneermeel. Breng broodkruimels over naar de kom. Voeg het ei, knoflook, koosjer zout, zwarte peper, Worcestershire-saus, Parmezaanse kaas en munt toe aan de kom en meng.

e) Voeg het kalkoenvlees toe en werk de kalkoen met je handen in het bindmiddel tot alles goed gemengd is. Schep een lepel kalkoenmengsel eruit en rol het tussen je handen tot een pasteitje. Plaats de gehaktballen op het bakplaat ongeveer 1 inch uit elkaar. Bak 20-25 minuten tot ze lichtbruin en gaar zijn.

f) Maak ondertussen de tzatziki-saus: combineer de knoflook, citroen, munt en komkommer in een kleine kom en hussel door elkaar. Voeg de yoghurt toe en roer om te combineren. Dek af en zet in de koelkast tot het klaar is om te serveren.

g) Leg de gehaktballetjes op een schaal en serveer de tzatziki ernaast.

41. Gehaktballetjes met groenten en Marinara beef

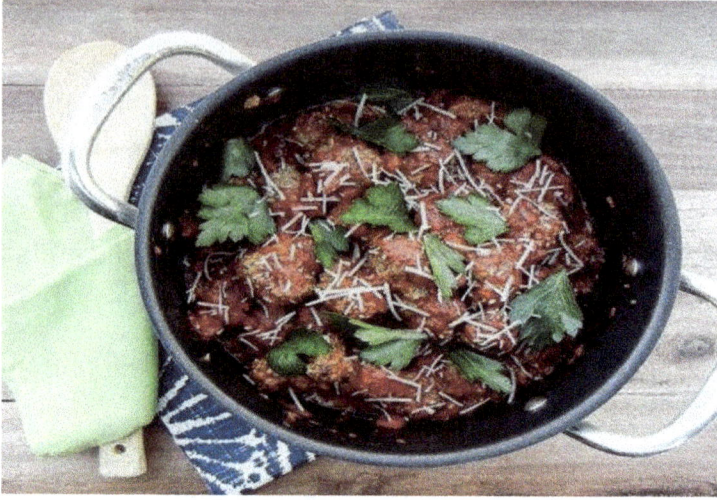

Porties: 9

Ingrediënten:

- 6 eetlepels olijfolie, verdeeld

- 4 teentjes knoflook, in plakjes gesneden, verdeeld

- 1 blik (28 ons) geplette tomaten

- 1 theelepel zout, verdeeld

- 1 theelepel suiker

- 1 theelepel gemalen rode pepervlokken, verdeeld, optioneel

- 1 kleine courgette, grof gesneden

- 1 middelgrote wortel, grof gehakt

- $\frac{1}{2}$ kleine gele ui, grof gesnipperd

- $\frac{1}{4}$ kopje peterselieblaadjes, plus meer voor garnering

- 1 kilo mager rundvlees

- $\frac{1}{2}$ kopje haver

- $\frac{1}{2}$ kopje geraspte Parmezaanse kaas, plus meer voor garnering

- 1 groot ei, losgeklopt

Routebeschrijving:

a) Verwarm de grill voor op hoog. Zorg ervoor dat het ovenrek zich ongeveer 10 cm onder de warmtebron bevindt. Wrijf 1 theelepel olijfolie op het oppervlak van een omrande bakplaat.

b) Verhit in een grote sauspan de resterende 5 theelepels olijfolie op middelhoog vuur. Voeg twee teentjes knoflook toe en kook tot ze goudbruin zijn, ongeveer 3 minuten. Voeg tomaten, $\frac{1}{2}$ tl zout, suiker en $\frac{1}{2}$ tl rode pepervlokken (indien gewenst) toe. Breng aan de kook, zet het vuur lager en laat afgedekt 10 minuten sudderen.

c) Meng ondertussen in een keukenmachine de courgette, wortel, ui, resterende knoflook en peterselie. Pulseer tot fijngehakt. Doe het groentemengsel over in een grote kom. Voeg het rundvlees, haver, Parmezaanse kaas, het resterende zout, de resterende rode pepervlokken (indien gewenst) en het ei toe. Goed roeren.

d) Vorm het mengsel in pasteitjes van $1\frac{1}{2}$-inch diameter. Verdeel gelijkmatig over de voorbereide bakplaat. Bak tot de bovenkant van de gehaktballen bruin is, ongeveer 5 minuten.

e) Breng de gehaktballen voorzichtig over in de sauspan en kook, afgedekt, gedurende 10 minuten of tot de gehaktballen gaar zijn. Haal van het vuur.

f) Serveer als voorgerecht of spaghetti met gekookte vis als hoofdgerecht. Garneer eventueel met extra peterselie en Parmezaanse kaas.

42. Eiwit Gehaktballen

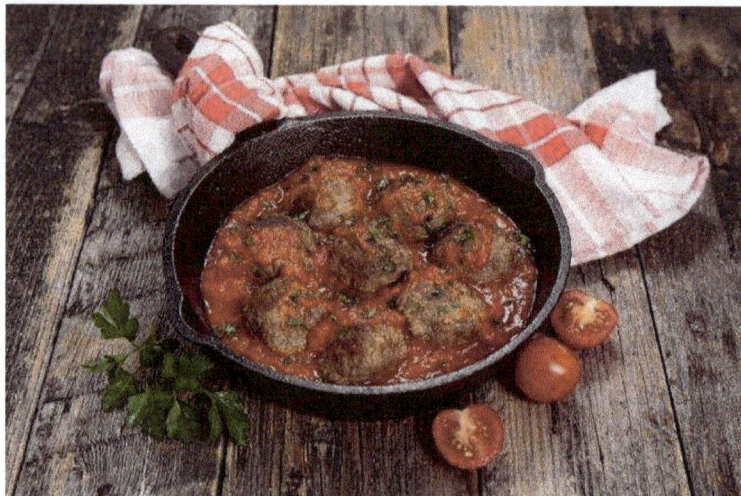

Porties: 12

Ingrediënten:

- 0,8 – 1 kg mager rundergehakt (95% mager/5% vet)

- 1 kleine gele ui, geraspt

- $\frac{1}{4}$ kopje verse peterselie, gehakt

- 1 ei

- ⅓kopje droge broodkruimels

- 1 theelepel zout en $\frac{1}{2}$ theelepel peper

Routebeschrijving:

a) Verwarm de oven voor op 425 graden.

b) Bekleed een omrande bakplaat met bakpapier.

c) Combineer alle ingrediënten in een mengkom. Gebruik je handen om de ingrediënten voorzichtig te combineren tot ze goed zijn opgenomen.

d) Vorm balletjes van het vlees met een diameter van 1 inch en rol zachtjes tussen de handen. Leg ze op een bakplaat, met een tussenruimte van minimaal 1 inch.

e) Bak gedurende 12 minuten. Haal uit de oven en serveer of voeg toe aan Marinara.

43. Kalkoengehaktballetjes, appels en salie

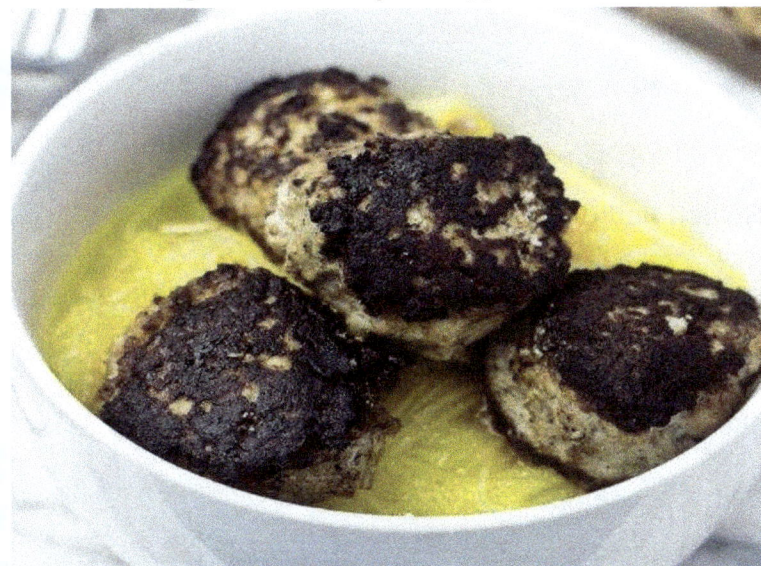

Porties: 20

Ingrediënten:

- $1\frac{1}{2}$-2 lbs gemalen kalkoen

- 1 grote appel, geraspt (ongeveer 1 kop, verpakt; schil als je wilt, maar dat heb ik niet gedaan)

- $\frac{1}{2}$ kopje fijngehakte zoete ui

- 2 grote eieren, losgeklopt

- 2 eetlepels kokosmeel

- 2 eetlepels gehakte verse salieblaadjes

- $\frac{1}{2}$ theelepel nootmuskaat

- Een flinke snuf zout

- $\frac{1}{2}$ theelepel gemalen zwarte peper

Routebeschrijving:

a) Meng in een grote kom de kalkoen, appel, ui, eieren en kokosmeel tot een geheel. Meng vervolgens de salie, nootmuskaat, zout en peper erdoor tot de smaken gelijkmatig zijn verdeeld.

b) Schep 3 eetlepels ballen eruit en rol ze tussen je handpalmen om ze glad te maken.

c) Verwarm de oven voor op 350 en verwarm een paar eetlepels olie voor in een ovenvaste pan. Schroei de pasteitjes, minstens 2,5 cm uit elkaar, tot de bodems donkerbruin en krokant zijn (ongeveer 3-5 minuten), draai ze dan om en doe hetzelfde aan de andere kant.

d) Zet de pan in de voorverwarmde oven en bak 9-12 minuten tot hij gaar is (geen roze meer in het midden). De mijne waren perfect op 10 minuten.

e) Bewaar gekookte of ongekookte gehaktballen in een luchtdichte verpakking in de koelkast tot 3 dagen of in de vriezer tot 3 maanden.

44. Aziatische Gehaktballetjes met Hoisin Appel Glazuur

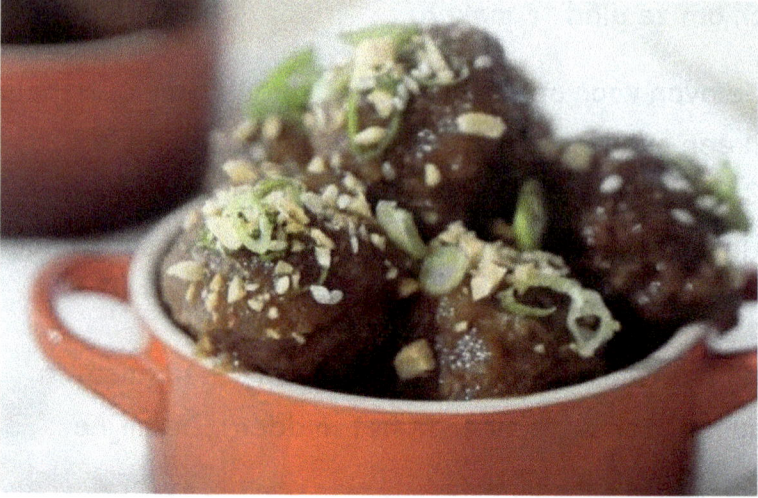

Porties: 24

Ingrediënten:

Voor de gehaktballen

- $\frac{1}{2}$ pond cremini-paddenstoelen, grof gehakt (stengels verwijderd)

- 1 kopje All-Bran Original ontbijtgranen

- 1 kg extra magere gemalen kalkoen

- 1 ei

- 1 teentje knoflook, fijngehakt

- $\frac{1}{2}$ theelepel geroosterde sesamolie

- 1 theelepel natriumarme sojasaus

- 2 eetlepels koriander, fijngehakt

- 2 eetlepels groene ui, fijngehakt

- $\frac{1}{4}$ theelepel zout

- $\frac{1}{4}$ theelepel peper

Voor saus en garnering

- $\frac{1}{4}$ kopje hoisinsaus

- $\frac{1}{4}$ kopje rijstwijnazijn

- 1 kopje ongezoete appelmoes

- 2 eetlepels appelboter

- 1 eetlepel natriumarme sojasaus

- 1 theelepel sesamolie

Optionele garnituren

- Pinda's, geplet

- Groene ui, in dunne plakjes gesneden

- Sesam zaden

Routebeschrijving:

Voor de gehaktballen:

a) Verwarm de oven voor op 400 F en bekleed een grote bakplaat met bakpapier of een silpat.

b) Gebruik een keukenmachine om de champignons te pulseren tot ze een gehaktachtige consistentie hebben. Breng over naar een kom.

c) Voeg de All-Bran toe aan de keukenmachine en verwerk tot het een poeder wordt. Voeg toe aan kom.

d) Meng de kalkoen, het ei, de knoflook, de geroosterde sesamolie, de sojasaus, de koriander, de groene ui, het zout en de peper. Rol er 24 balletjes van en leg ze op de bakplaat.

e) Bak 15-18 minuten, of tot ze aan de buitenkant goudbruin en aan de binnenkant gaar zijn.

Voor saus en bijgerecht:

f) Meng in een grote koekenpan de hoisinsaus, azijn, appelmoes, appelmoes, sojasaus en sesamolie en laat sudderen op middelhoog vuur tot ze volledig zijn gecombineerd en ingedikt.

Verzamelen:

g) Zodra de gehaktballen gaar zijn, voeg je ze toe aan de pan met de saus en schep je ze om tot ze goed bedekt zijn.

h) Garneer met gemalen pinda's, sesamzaadjes en gesneden groene uien, indien gewenst.

45. Gebakken eikelpompoen met kipgehaktballetjes

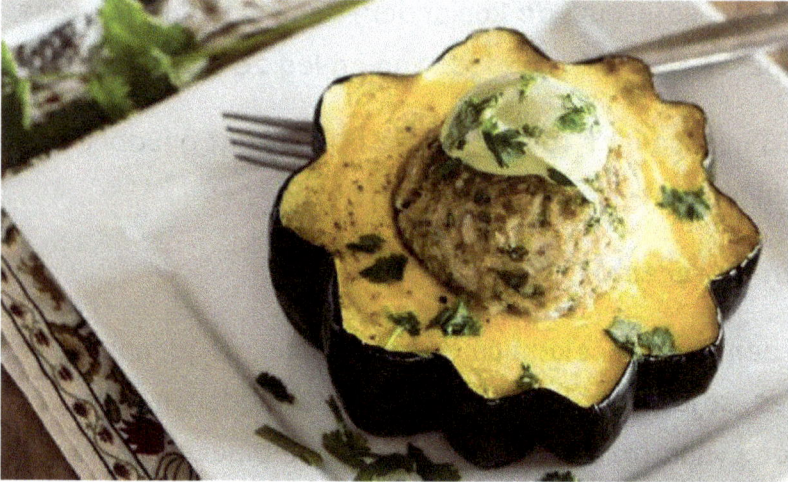

Porties: 4

Ingrediënten:

- 2 eikelpompoenen

- 1 eetlepel olijfolie

- Zeezout en versgemalen peper

- 3 teentjes knoflook, gesnipperd

- 3 uien, grof gesnipperd

- 1 kopje korianderblaadjes (stengels verwijderd)

- 1 lb. extra mager gemalen kip

- 2 theelepels gemalen komijn

- $\frac{1}{4}$ kopje panko

- $\frac{1}{4}$ tot $\frac{1}{2}$ kopje Hatch groene pepers, gehakt

- 2 eetlepels pijnboompitten

- $\frac{1}{4}$ kopje Cotija-kaas - versnipperd (optioneel)

- 1 avocado, vel en pit verwijderd

- 2 eetlepels yoghurt

- 1 eetlepel mayonaise met olijfolie

- Verdun de karnemelk indien nodig

- Extra koriander voor garnering

Routebeschrijving:

a) Verwarm de oven voor op 400 graden (375 graden in heteluchtoven). Snijd voorzichtig beide uiteinden van de pompoen af. Snijd het resterende stuk in rondjes van $1\frac{1}{2}$ tot 3 inch, die 2 of 3 stukken kunnen zijn. Leg ze op een bakplaat, bestrijk ze met olijfolie en kruid met peper en zout. Zet 15 tot 20 minuten in het midden van de voorverwarmde oven terwijl je de vulling maakt.

b) Voeg in de kom van een keukenmachine de knoflook, ui en koriander toe. Pulse een paar keer tot het fijn is gehakt maar niet gepureerd.

c) Voeg het koriandermengsel toe aan een grote kom met de gemalen kip. Voeg komijn en panko toe. Goed roeren. Handen werken het beste! Roer indien gebruikt groene peper, pijnboompitten en bieslook erdoor. Niet te lang mixen, maar proberen te verwerken in het kippenmengsel. Vorm 4-5 balletjes, afhankelijk van het aantal plakjes eikelpompoen en je voorkeur.

d) Haal de pompoen uit de oven. Leg in het midden van elk plakje een gehaktbal. Zet nog 25 minuten terug in de oven. De tijd hangt af van de grootte van je gehaktballen. Als je een vork in de gehaktbal steekt, moet deze behoorlijk stevig zijn en moet de pompoen lekker mals zijn.

e) Terwijl de gehaktballen en pompoen koken, combineer je de avocado, yoghurt, mayonaise, zout en peper in een blender of keukenmachine. Verwerk tot een gladde massa. Controleer de kruiden. Voeg karnemelk toe tot de gewenste consistentie. Ik vind het een beetje losser dan mayonaise - dik, niet vloeibaar!

f) Als je klaar bent om te serveren, leg dan een klodder avocadocrème op elke portie en garneer met koriander. Genieten van!

46. Honing Gegrilde Kip Gehaktballen

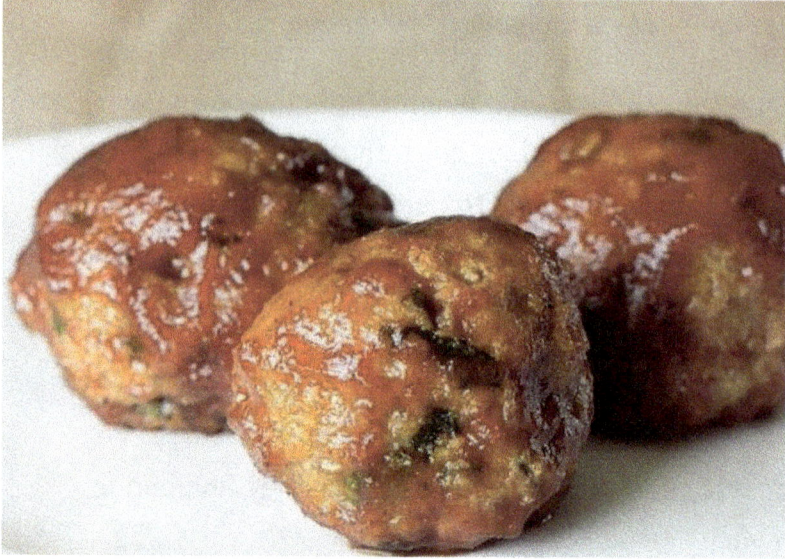

Porties: 4

Ingrediënten:

Voor de gehaktballen

- 1 lb. gemalen kip

- 1 kopje paneermeel

- $\frac{1}{4}$ kopje dun gesneden groene uien

- 2 grote eieren, losgeklopt

- 2 eetlepels gehakte verse peterselie met platte blaadjes

- 1 theelepel gehakte knoflook

- $\frac{1}{2}$ theelepel zout

- $\frac{1}{4}$ theelepel gemalen zwarte peper

Voor de barbecuesaus

- 1 blik (8 oz) tomatensaus

- $\frac{1}{4}$ kopje honing

- 1 eetlepel Worcestershiresaus

- 1 eetlepel rode wijnazijn

- $\frac{1}{2}$ theelepel knoflookpoeder

- $\frac{1}{2}$ theelepel zout

- $\frac{1}{8}$ theelepel gemalen zwarte peper

Routebeschrijving:

a) Verwarm de oven voor op 400 graden F. Bekleed een bakplaat met aluminiumfolie en spuit met kookspray.

b) Bereid de gehaktballen voor. Voeg in een grote kom alle ingrediënten voor het paneermeel toe en meng voorzichtig met je handen. Niet te lang mixen, want dan krijg je taaie gehaktballen.

c) Rol met je handen 12-14 balletjes ter grootte van een golfbal uit en leg ze op de bakplaat.

d) Bak gedurende 15 minuten of tot de gehaktballen gaar zijn.

e) Maak ondertussen de barbecuesaus. Klop in een middelgrote kom alle sausingrediënten door elkaar tot alles goed gemengd is. Breng de saus over in een grote sauspan. Zet het vuur middelhoog en laat 7-8 minuten sudderen, af en toe roeren. De saus begint in te dikken.

f) Zet het vuur laag. Voeg de gekookte gehaktballen toe aan de saus en hussel voorzichtig om de gehaktballen te coaten. Laat de gehaktballetjes 5 minuten in de saus sudderen, af en toe roeren.

47. Kalkoen Zoete Aardappel Gehaktballen

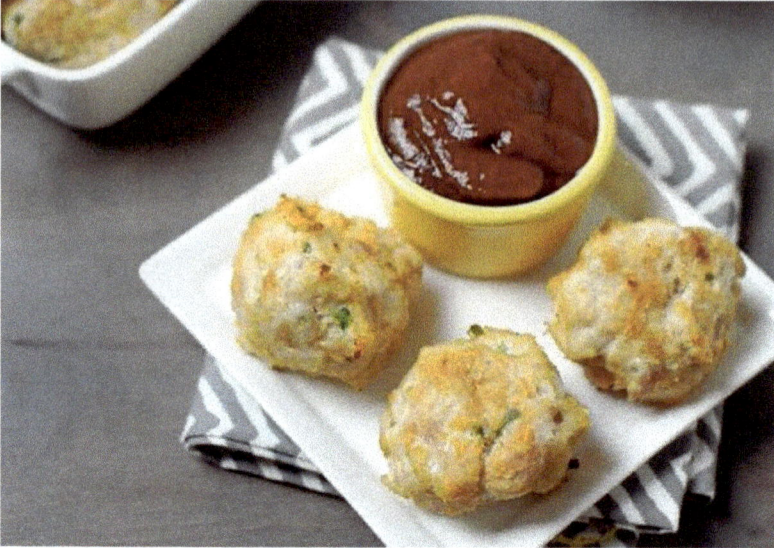

Porties: 16

Ingrediënten:

- 1 kilo gemalen kalkoen

- 1 kop gekookte zoete aardappelen, gepureerd

- 1 ei

- 2 teentjes knoflook, gesnipperd

- 1-2 jalapeno's, fijngesneden

- 1/2 kopje amandelmeel (of paneermeel)

- 1/2 kop ui, in blokjes gesneden

- 2 reepjes spek, in blokjes gesneden

Routebeschrijving:

a) Combineer alle ingrediënten in een grote kom.

b) Meng goed en vorm balletjes (ik heb er ongeveer 16 gemaakt).

c) Bak 18-20 minuten op 400 graden (of tot de interne temperatuur 165 graden bereikt), één keer draaien.

RIJK AAN EIWITTEN

48. Makkelijke Mexicaanse Kikkererwtensalade

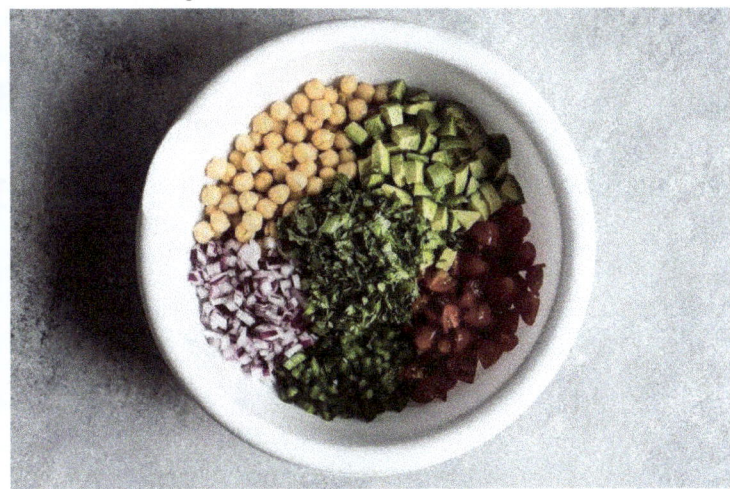

Je draagt 4.

ingrediënten

- 19 oz blik kikkererwten, afgespoeld en uitgelekt

- 1 grote tomaat, in stukjes

- 3 hele groene uien, in plakjes OF S cup in blokjes gesneden rode ui

- 1/4 kop fijngehakte koriander (verse koriander)

- 1 avocado, in blokjes gesneden (optioneel)

- 2 eetlepels groente- of olijfolie

- 1 eetlepel citroensap

- 1 theelepel komijn

- 1/4 theelepel chilipoeder

- 1/4 theelepel zout

Routebeschrijving

a) Klop in een kom de olie, het citroensap, de komijn, het chilipoeder en het zout door elkaar.

b) Voeg kikkererwten, tomaten, ui, koriander toe en meng tot alles gemengd is.

c) Als je avocado gebruikt, voeg dan vlak voor het serveren toe. Het kan maximaal 2 dagen in de koelkast worden bewaard.

49. Cannelloni met tofu en spinazie

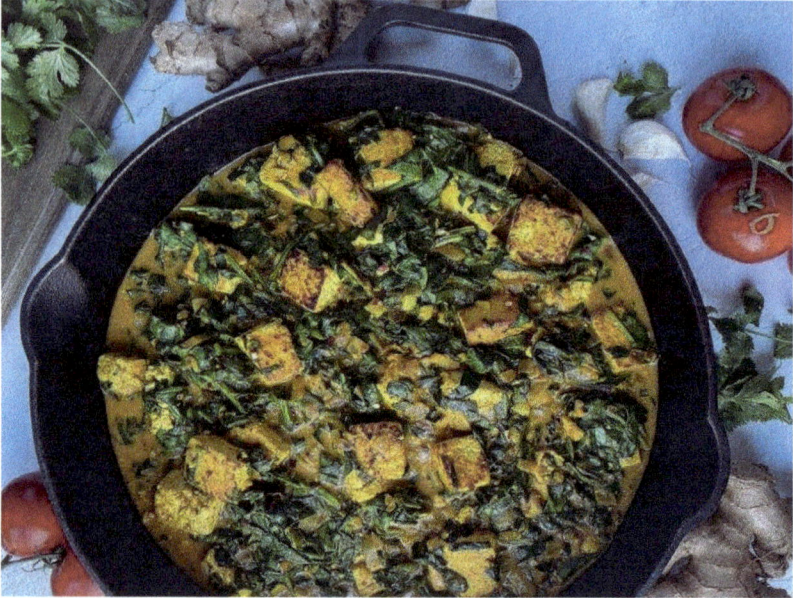

Porties 3-4

Ingrediënten

- 8 cannelloni/manicotti noedels (glutenvrij indien nodig), al dente gekookt

- 1 16 oz. de pot met je favoriete pastasaus

- 2 eetlepels olijfolie

- 1 middelgrote ui, gesnipperd

- 1 1o oz. pak diepvriesspinazie, ontdooid en fijngesneden – of 1 zak verse spinazie, fijngesneden

- 16 oz. stevige of zijdezachte tofu

- 1/2 kop cashewnoten, geweekt, uitgelekt en fijngemalen (optioneel)

- 1/4 kop geraspte wortelen (optioneel)

- 2 eetlepels citroensap

- 1 teentje knoflook, fijngehakt

- 1 eetlepel Edelgist

- 1 theelepel zout

- 1/4 theelepel zwarte peper

- Geraspte veganistische kaas zoals Daiya (optioneel)

Routebeschrijving

a) Fruit in een pan met antiaanbaklaag de ui in de olie tot hij glazig is. Roer de spinazie erdoor en zet het vuur uit.

b) Meng in een kom tofu, cashewnoten (indien gebruikt), wortelen, citroensap, knoflook, voedingsgist, zout en peper.

c) Voeg het spinazie-ui-mengsel toe aan het tofu-mengsel en roer tot alles goed gemengd is.

d) Verwarm de oven voor op 350F. Giet een dun laagje pastasaus over de bodem van een 9×133 pan.

e) Vul elke gekookte schaal met vulling met een kleine lepel. Bekleed de gevulde schelpen in de pan en bedek met de resterende pastasaus.

f) Dek de pan af met folie om te voorkomen dat de schil uitdroogt.

g) Bak ongeveer 30 minuten, of tot het bubbelt.

h) Als je vegan kaas toevoegt, strooi deze dan de laatste 2 minuten in de oven erover.

50. Linzensoep met kokoscurry

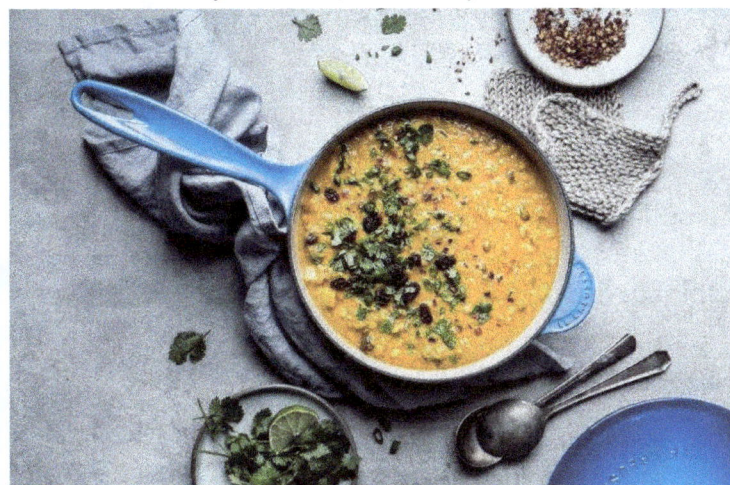

serveert 4.

ingrediënten

- 1 eetlepel kokosolie (of olijfolie)
- 1 grote ui, gesnipperd
- 2 teentjes knoflook, gesnipperd
- 1 eetlepel verse gember, gehakt
- 2 eetlepels tomatenpuree (of ketchup)
- 2 eetlepels kerriepoeder
- 1/2 theelepel rode pepervlokken
- 4 kopjes groentebouillon
- 1 blikje 400 ml kokosmelk
- 1 blik van 400 g tomatenblokjes
- 1. 5 kopjes gedroogde rode linzen
- 2-3 handenvol kool of gehakte spinazie
- Zout en peper naar smaak
- Garneer: fijngehakte koriander (verse koriander) en/of vegan zure room

Routebeschrijving

a) Verhit de kokosolie in een pan op middelhoog vuur en fruit de ui, knoflook en gember een paar minuten tot de ui glazig is.

b) Voeg de tomatenpuree (of ketchup), kerriepoeder en rode pepervlokken toe en bak nog een minuut.

c) Voeg de groentebouillon, kokosmelk, tomatenblokjes en linzen toe. Dek af en breng aan de kook, laat 20-30 minuten sudderen tot de linzen heel zacht zijn. Kruid met peper en zout.

d) {Make Ahead: kan worden gekoeld, ingevroren in luchtdichte containers en opnieuw worden verwarmd op middelhoog vuur.}

e) Voeg voor het serveren de kool/spinazie toe en garneer met koriander en/of vegan room.

51. Quinoa met Indiase curry

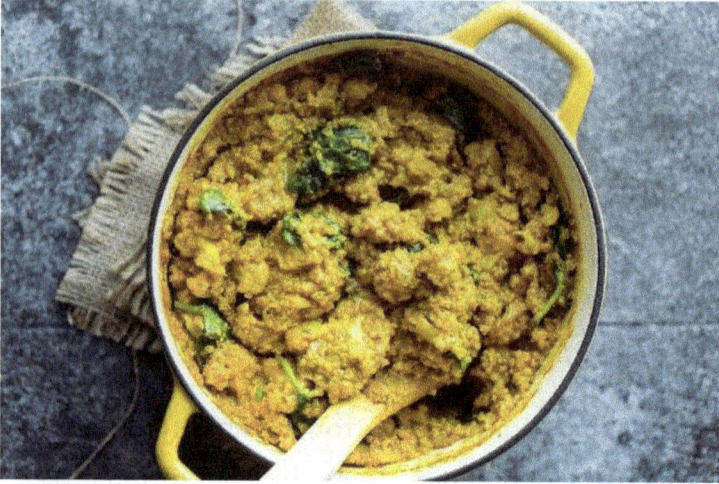

serveert 4.

ingrediënten

- 1 kopje quinoa, afgespoeld en uitgelekt

- 1 blik (400 ml) kokosmelk

- 1 blik (400 ml) tomatenblokjes

- 3 eetlepels kerriepoeder

- 2 eetlepels ketchup of tomatenpuree

- 2 eetlepels kokosolie (of andere plantaardige olie)

- 1 grote ui

- 1 teentje knoflook, fijngehakt

- 1 wortel, in blokjes gesneden

- 1 blik (400 g) kikkererwten, uitgelekt

- 2 grote handenvol gehakte spinazie of boerenkool

- 1/2 theelepel gemalen rode chilipeper peper en zout
  koriander (verse koriander)

Routebeschrijving

a) Meng in een middelgrote pan de quinoa, kokosmelk, tomatenblokjes (met sap), kerriepoeder en ketchup/tomatenpuree en breng aan de kook. Zet het vuur op de laagste stand, dek de pan af en laat sudderen tot de quinoa gaar is, ongeveer 15 minuten.

b) Terwijl de quinoa kookt: Verhit de olie in een koekenpan op middelhoog vuur en fruit de knoflook en ui tot ze glazig zijn.

c) Voeg de wortel toe en bak een paar minuten mee.

d) Voeg de kikkererwten toe en kook nog een paar minuten.

e) Voeg de spinazie / lente-uitjes toe en kook tot ze geslonken zijn, ongeveer een minuut.

f) Meng de groenten met de quinoa, breng op smaak met zout, peper en gemalen rode peper en garneer met koriander voor het serveren.

52. Gegrilde groenten op witte bonenpuree

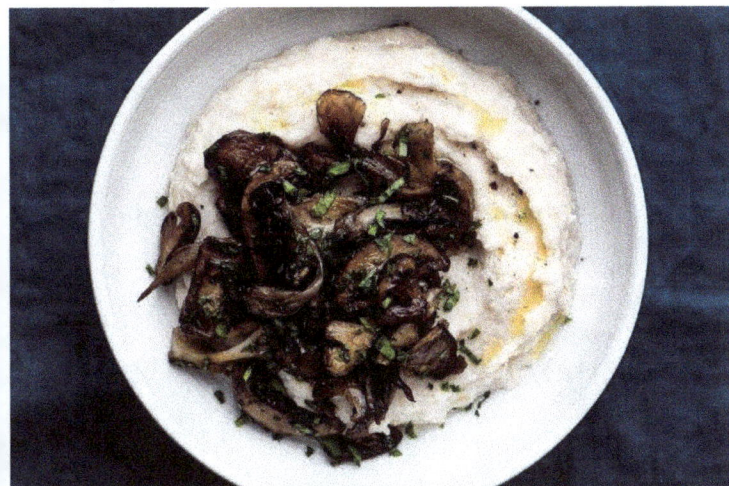

serveert 2.

ingrediënten

- 1 rode paprika (paprika), zonder zaadjes en in vieren

- 1 aubergine (aubergine), in de lengte gesneden

- 2 courgettes (courgette), in de lengte gesneden

- 2 eetlepels olijfolie

Voor Mash

- 410 g kidneybonen uit blik, uitgelekt (ik gebruik cannellini of witte bonen)

- 1 teentje knoflook, geplet

- 100 ml groentesoep

- 1 eetlepel gehakte koriander (koriander)

- Citroenpartjes, om te serveren

Routebeschrijving

a) Verwarm de gril. Leg de groenten op een grillpan en bestrijk ze licht met olie. Grill tot ze lichtbruin zijn, keer ze om, bestrijk ze opnieuw met olie en grill ze tot ze zacht zijn.

b) Doe intussen de bonen in een kleine pan met de knoflook en de bouillon. Breng aan de kook en laat dan, onafgedekt, 10 minuten sudderen.

c) Pureer met een aardappelstamper, voeg een beetje water of meer bouillon toe als de puree te droog lijkt. Verdeel de groenten en puree over 2 borden, besprenkel met de resterende olie en bestrooi met zwarte peper en koriander. Voeg een schijfje citroen toe aan elk bord en serveer.

53. Seitan gebakken in de oven

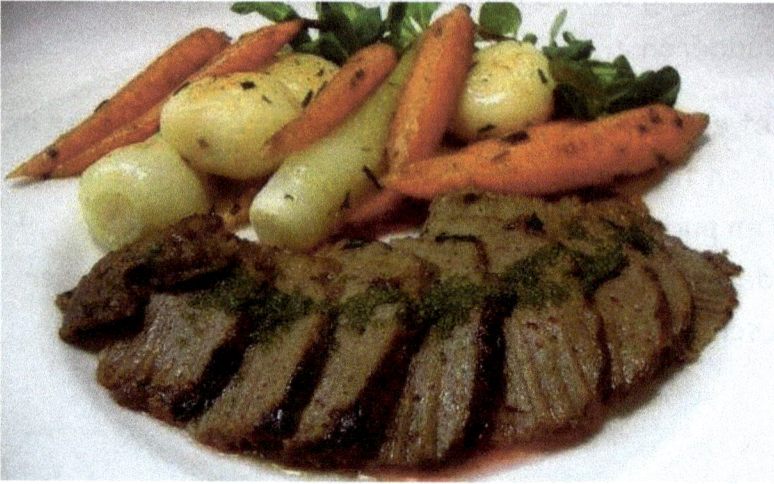

Ingrediënten:

- 1 kopje vitale tarwegluten.

- 3 eetlepels voedingsgist.

- 1 theelepel gerookt paprikapoeder.

- 1 theelepel gedroogde tijm of 1 verse lentetijm.

- 1 theelepel gedroogde rozemarijn.

- 1 eetlepel knoflookpoeder.

- 1 theelepel zeezout.

- 1/4 theelepel gedroogde salie.

- 1 eetlepel veganistische Worcestershire-saus.

- 1 eetlepel suikervrije BBQ saus.

- 2 eetlepels vloeibare amino (of sojasaus).

- 1 kop groentebouillon.

- 4 kopjes groentebouillon om de seitan te koken.

ROUTEBESCHRIJVING:

a) Meng de droge actieve ingrediënten in een kom en de natte ingrediënten in een tweede kom.

b) Combineer het natte met het droge en kneed tot een "deeg".

c) Kneed dit deeg ongeveer 5 minuten of tot de gluten geactiveerd zijn.

d) Breng ongeveer 4 kopjes groentebouillon aan de kook op middelhoog vuur.

e) Bij de meeste gerechten moet je je seitan voor het koken in plasticfolie wikkelen, maar dat is alleen om zijn vorm te behouden, en we vinden dat we de onze lekker rustiek en boordevol groentebouillonsmaak vinden.

f) Rol het seitandeeg eenvoudig in een blok en laat het 45 minuten sudderen in de pan bedekt met groentebouillon.

g) Verwarm na 45 minuten de oven voor op 350 ° F en bak de seitan 20 minuten op een bakplaat, na 10 minuten omdraaien.

54. Tofu met kikkererwten

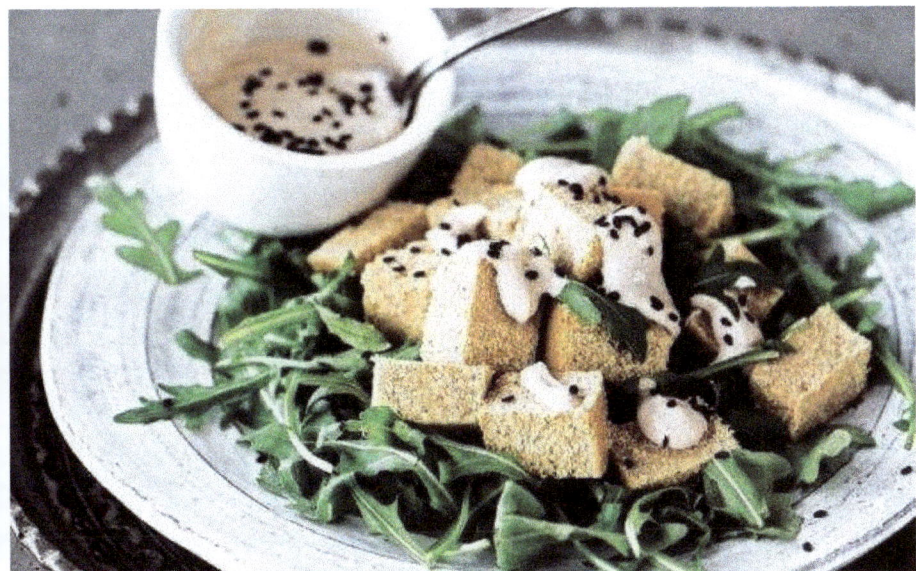

Ingrediënten voor tofu met kikkererwten:

- 2 kopjes kekerbonenmeel.

- 1/4 kopje dieetgist.

- 2 theelepels gemalen komijn.

- 1/2 theelepel knoflookpoeder.

- 1 theelepel versgemalen zwarte peper.

- 1/4 theelepel cayennepeper.

- 1 eetlepel kokosolie of olijfolie.

- 1 1/2 theelepels zout.

Voor de tahinsaus:

- 1/4 kop tahin.

- 1 teentje knoflook, gehakt.

- 1 theelepel appelciderazijn.

- Vers gemalen zwarte peper.

- 1 eetlepel zwarte sesamzaadjes.

Routebeschrijving:

a) Verwarm de oven voor op 400 ° F. Combineer in een grote kom alle ingrediënten van kikkererwtentofu met 3/4 kop water en meng goed.

b) Bekleed een bakplaat met bakpapier en vang het deeg op.

c) Bak 20 minuten of tot een tandenstoker die in het midden is gestoken er schoon uitkomt.

d) Haal uit de oven, laat volledig afkoelen en snijd in kleine stukjes.

e) Meng in een aparte kom de actieve ingrediënten van de tahinisaus en 2 eetlepels water (voeg meer water toe als de tahini te dik is).

f) Serveer de kikkererwtentofu op een bedje van rucola, bestrooid met de tahinisaus.

55. Gekookte tofu

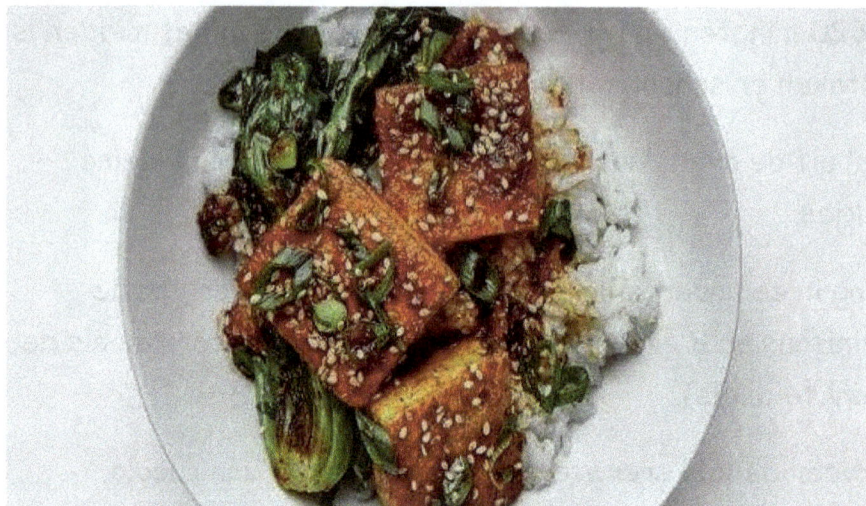

Ingrediënten:

- 1 ui, in dunne plakjes.

- 1 blok stevige tofu van 14 ons, in 16 vierkanten gesneden.

- 1 lepel suiker.

- 1/2 -1 el Koreaans chilipoeder.

- 3 eetlepels sojasaus.

- 4 eetlepels sake.

- 1 ui, in dunne plakjes.

- Geroosterde sesamzaadjes.

Routebeschrijving:

a) Leg de uienringen in een pan met antiaanbaklaag of een koekenpan en bedek ze met stukjes tofu.

b) Roer de suiker, Koreaanse chilipoeder, sojasaus en sake erdoor. Leg op de plakjes tofu.

c) Bedek de pan met een deksel. Draai het vuur hoog en kook tot het kookt. Draai het vuur middelhoog en kook nog 5 minuten, bedruip een paar keer met de saus.

d) Verwijder het deksel, draai het vuur hoog en kook tot de saus tot een minimum is ingekookt.

e) Zet het vuur uit, breng over naar een serveerschaal, garneer met mist en sesamzaadjes. Serveer onmiddellijk.

56. Pittige Tempeh Met Pindakaas

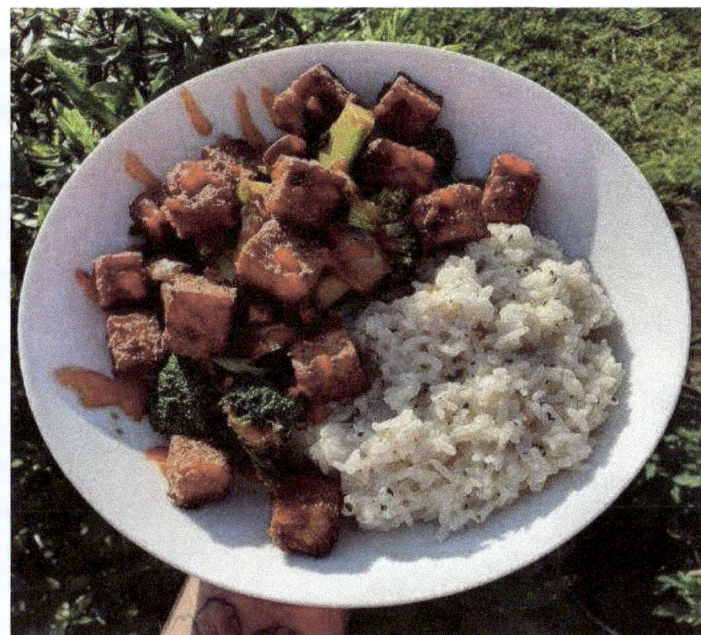

Ingrediënten:

- 22 oz tempeh, in blokjes van 1 inch gesneden.

- 6.5 oz wilde rijst, ongekookt.

- Kokosolie spray.

SOS:

- 4 eetlepels pindakaas.

- 4 eetlepels sojasaus (natriumarm).

- 4 eetlepels kokossuiker.

- 2 eetlepels rode chilisaus.

- 2 theelepels rijstazijn.

- 2 eetlepels gember.

- 3 teentjes knoflook (of knoflookpasta).

- 6 eetlepels water.

Kool:

- 5 oz paarse kool, versnipperd/fijngehakt.

- 1 limoen, alleen sap.

- 2 theelepels bijenvrije agave/appelhoning.

- 3 theelepels sesamolie.

- Pakking:

- Groene ui, gesnipperd.

Routebeschrijving:

a) Meng alle ingrediënten voor de pikante pindasaus.

b) Snijd de tempeh in blokjes van 2,5 cm.

c) Voeg de saus toe aan de tempeh, meng, dek af en marineer 2-3 uur of bij voorkeur een nacht in de koelkast. Tempeh is eigenlijk goed in het absorberen van de smaken van de marinade.

d) Verwarm de oven voor op 375 ° F / 190 ° C kook rijst volgens de aanwijzingen op de verpakking.

e) Leg de tempeh op een platte bakplaat met antiaanbaklaag, besprenkel met een beetje kokosolie en bak 25-30 minuten in de oven. Bewaar de resterende marinade voor het serveren.

f) Meng alle ingrediënten voor de kool in een kom en zet opzij om te marineren.

57. Tonijnsalade Met Gerookte Kikkererwten

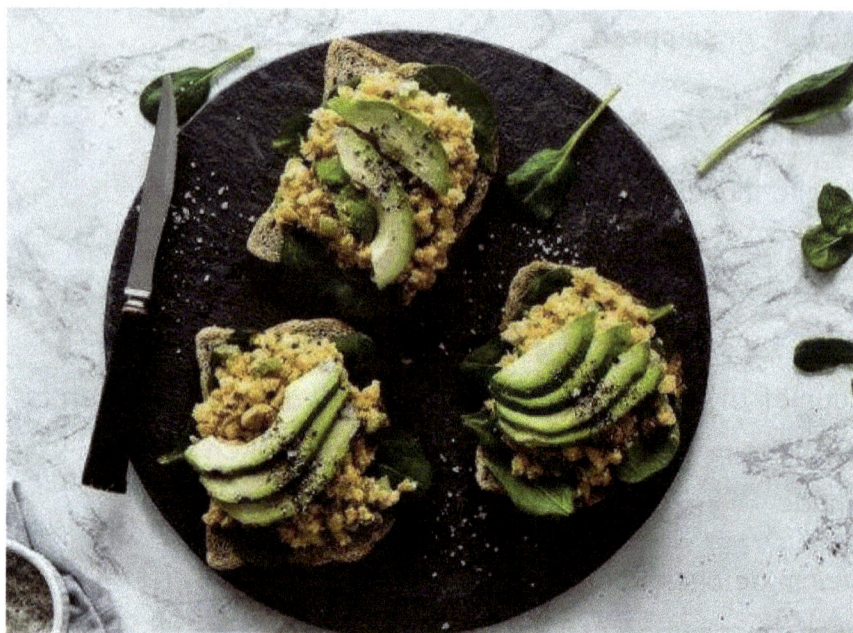

kikkererwten tonijn:

- 15 oz. van kikkererwten gekookt ingeblikt of anderszins.

- 2-3 eetlepels niet-zuivel yoghurt of veganistische mayonaise.

- 2 theelepels Dijon-mosterd.

- 1/2 theelepel gemalen komijn.

- 1/2 theelepel gerookte paprika.

- 1 eetlepel vers citroensap.

- 1 stengel bleekselderij.

- 2 gesneden eekhoorntjesbrood.

- Zeezout naar smaak.

Sandwichmontage:

- 4 stuks roggebrood of gekiemd tarwebrood.

- 1 kopje babyspinazie.

- 1 gesneden of in blokjes gesneden avocado.

- Zout + peper.

Routebeschrijving:

a) In een keukenmachine pulseer je de kikkererwten tot ze op een grove, kruimelige textuur lijken. Doe de kikkererwten in een middelgrote kom en voeg de overige actieve ingrediënten toe, mix tot alles goed gemengd is. Breng op smaak met veel zeezout.

b) Leg babyspinazie op elk sneetje brood; voeg een paar stapels tonijn- en kikkererwtensalade toe, gelijkmatig verdeeld. Bestrooi met plakjes avocado, een paar korrels zeezout en versgemalen peper.

58. Thaise Quinoa Salade

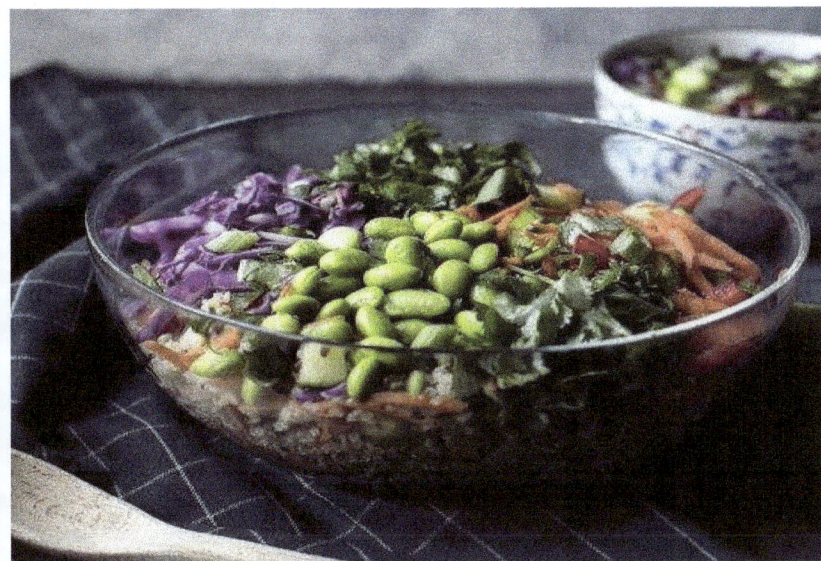

Voor de salade:

- 1/2 kop gekookte quinoa

- 3 eetlepels geraspte wortel.

- 2 eetlepels rode peper, fijngehakt.

- 3 eetlepels komkommer, fijngesneden.

- 1/2 kopje edamame

- 2 thee, fijngehakt.

- 1/4 kop rode kool, fijngehakt.

- 1 eetlepel koriander, fijngehakt.

- 2 eetlepels geroosterde, gehakte pinda's (optioneel).

- Zout.

Thaise Pinda Dressing:

- 1 eetlepel natuurlijk romige pindakaas.

- 2 theelepels sojasaus met een beetje zout.

- 1 theelepel rijstazijn.

- 1/2 theelepel sesamolie.

- 1/2 - 1 theelepel sriracha-saus (optioneel).

- 1 teentje knoflook, fijngesneden.

- 1/2 theelepel geraspte gember.

- 1 theelepel citroensap.

- 1/2 theelepel agave nectar (of honing).

Routebeschrijving:

a) Combineer alle dressingingrediënten in een kleine kom en mix tot alles goed gemengd is.

b) Meng de quinoa met de groenten in een mengkom. Voeg de dressing toe en meng goed om te combineren.

c) Strooi de geroosterde hazelnoten erover en serveer!

59. Turkse bonensalade

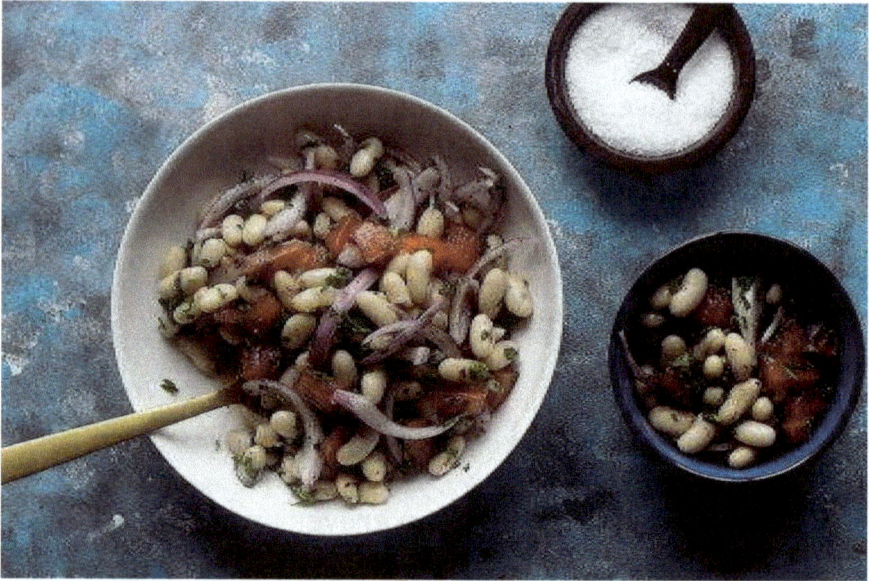

Voor de salade:

- 1 1/2 kopjes gekookte witte bonen.

- 1/2 kop gehakte tomaten.

- 1/2 kop gesneden komkommer.

- 2 groene paprika's, in plakjes.

- 1/4 kop gehakte peterselie.

- 1/4 kop vers gehakte dille.

- 1/4 kop gesneden groene uien.

- 4 hardgekookte eieren.

dressing

- 2 kopjes warm water.

- 2 rode uien, in dunne ringen.

- 1 eetlepel citroensap.

- 1 theelepel azijn.

- 1 theelepel zout.

- 1 theelepel sumak.

Routebeschrijving:

a) Meng in een grote kom alle ingrediënten voor de salade, behalve de eieren.

b) Roer alles voor de dressing door elkaar en giet over de salade. Roer het goed door elkaar en garneer met gesneden of gehalveerde eieren.

c) Laat de gesneden uien in zeer heet water vallen, kook ze een minuut en breng ze over in zeer koud water om het koken te stoppen. Laat ze een paar minuten in koud water staan en laat ze goed uitlekken.

d) Meng het citroensap, zout, azijn en sumak en giet over de uitgelekte uien. Alles is klaar voor gebruik in 5 tot 10 minuten. Hoe langer het wacht, hoe helderder de kleur.

e) Voeg de rode ui toe aan het salademengsel en hussel het goed door elkaar. Laat wat extra uien over voor de bovenkant.

f) Verdeel de salade over kommen en garneer met nog wat rode ui.

60. Groente- en quinoa bowls

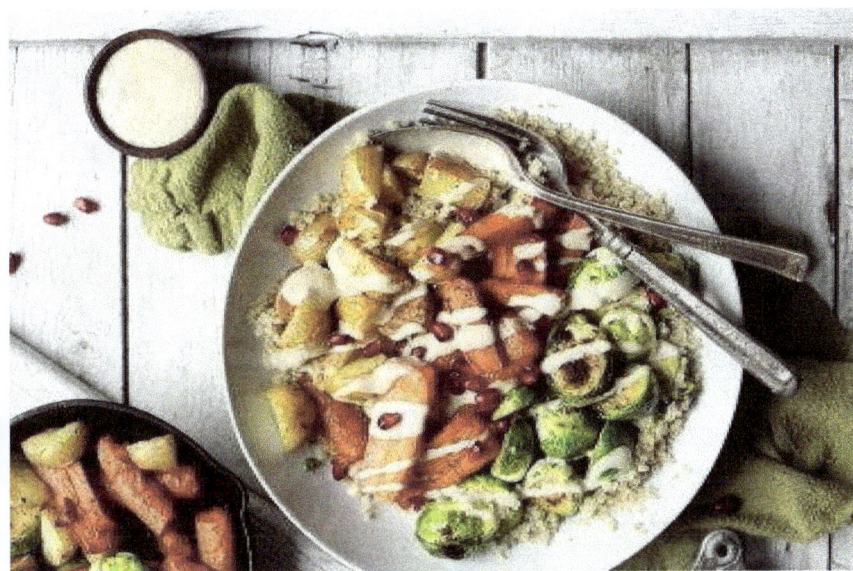

Groenten:

- 4 middelgrote hele wortelen.

- 1 1/2 kopjes gele babyaardappelen in vieren gesneden.

- 2 eetlepels ahornsiroop.

- 2 eetlepels olijfolie.

- 1 gezonde snuif elk van zeezout + zwarte peper.

- 1 eetlepel vers gesneden rozemarijn.

- 2 kopjes spruitjes gehalveerd.

Quinoa:

- 1 kop goed gespoelde witte quinoa + uitgelekt.

- 1 3/4 kopjes water.

- 1 snufje zeezout.

SOS:

- 1/2 kopje tahin.

- 1 middelgrote citroen, sap (schil - 3 eetlepels of 45 ml).

- 2-3 eetlepels ahornsiroop.

Voor optionele portie:

- Verse kruiden (peterselie, tijm enzovoort).

- Granaatappel velden.

Routebeschrijving:

a) Verwarm de oven voor op 400 graden F (204 ° C) en bekleed een bakplaat met bakpapier

b) Voeg de wortelen en aardappelen toe aan het vel en besprenkel met de helft van de ahornsiroop, de helft van de olijfolie, zout, peper en rozemarijn. Gooi om te integreren. Bak vervolgens 12 minuten.

c) Verhit ondertussen een koekenpan op middelhoog vuur. Voeg, zodra het heet is, de gespoelde quinoa toe om licht te sauteren voordat u water toevoegt om het resterende vocht te verdampen en een nootachtige smaak naar voren te brengen.

d) Kook 2-3 minuten, vaak roerend. Voeg water en een snufje zout toe. Maak tot slot de dressing.

e) Verdeel voor het serveren de quinoa en groenten over serveerschalen en garneer met een royale scheutje tahinisaus. Werk af met garnituren zoals granaatappelpitjes of verse kruiden.

61. Tofu met amandelboter

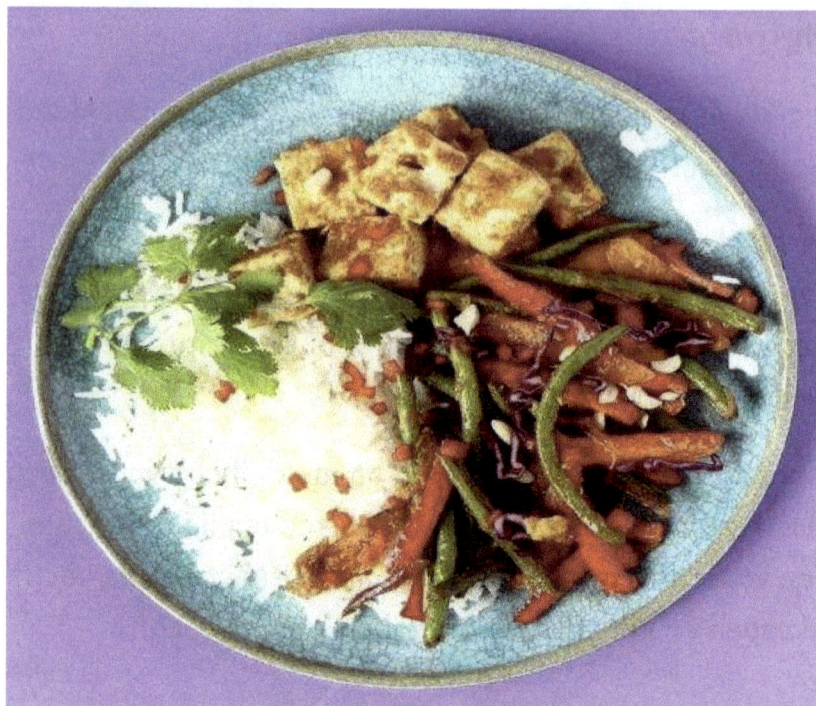

ingrediënten

- 1 extra pakket van 12 ounce tofu voor huisdieren.

- 2 eetlepels sesamolie (verdeeld).

- 4 eetlepels natriumarm tamari

- 3 eetlepels ahornsiroop.

- 2 eetlepels amandelboter

- 2 eetlepels citroensap.

- 1-2 theelepels chili knoflooksaus

groenten

- Wilde rijst, witte rijst of bloemkoolrijst.

Routebeschrijving:

a) Als de oven is voorverwarmd, pakt u de tofu uit en snijdt u deze in kleine blokjes.

b) Voeg ondertussen in een kleine mengkom de helft van de sesamolie, tamari, ahornsiroop, amandelboter, citroensap en chili knoflook/rode pepervlokken/Thaise chilisaus toe. Mix om te combineren.

c) Voeg de gebakken tofu toe aan de amandelboter en tamarisaus en laat 5 minuten marineren, af en toe roeren.

Hoe langer het marineert, hoe extremer de smaak, maar ik vind dat 5-10 minuten genoeg is.

d) Verhit een grote koekenpan op middelhoog vuur. Voeg de tofu toe als deze heet is en laat het grootste deel van de marinade achter.

e) Bak ongeveer 5 minuten, af en toe roerend, tot ze aan alle kanten bruin zijn en licht karamelliseren. Haal uit de pan en zet apart.

f) Voeg in de pan de resterende sesamolie van de marinade toe.

62. Buddha bowl met quinoa kikkererwten

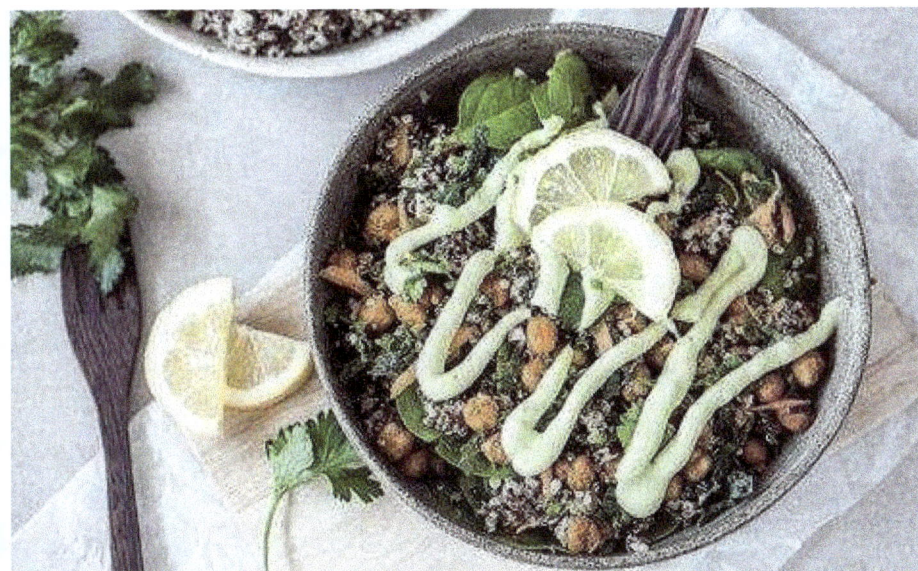

Kikkererwten:

- 1 kopje droge kikkererwten.

- 1/2 theelepel zeezout.

Quinoa:

- 1 eetlepel olijfolie, druivenpitolie of avocado- (of kokosolie).

- 1 kop witte quinoa (goed gespoeld).

- 1 3/4 kopjes water.

- 1 snufje gezond zeezout.

Boerenkool:

- 1 grote verpakking boerenkool

Tahin saus:

- 1/2 kopje tahin.

- 1/4 theelepel zeezout.

- 1/4 theelepel knoflookpoeder.

- 1/4 kopje water.

- Serveren:

- Vers citroensap.

Routebeschrijving:

a) Week de kikkererwten een nacht in koud water of gebruik de snelle weekmethode: voeg de gespoelde kikkererwten toe aan een grote pan en bedek ze met 5 cm water. Giet af, spoel af en doe terug in de pan.

b) Om de geweekte kikkererwten te koken, voeg je ze toe aan een grote pan en bedek je ze met 5 cm water. Breng aan de kook, laat het sudderen, voeg zout toe en roer, en laat het onafgedekt 40 minuten - 1 uur en 20 minuten sudderen.

c) Proef een boon na 40 minuten om te zien hoe mals ze zijn. Je bent op zoek naar een boon die net zacht is, met een kleine bite, en de schil zal tekenen van afbladderen vertonen. Zodra het klaar is, giet je de bonen af en zet je ze opzij en bestrooi je ze met een beetje zout.

d) Bereid de dressing voor door de tahini, het zeezout en het knoflookpoeder in een kleine mengkom te combineren en te mengen. Voeg vervolgens beetje bij beetje water toe tot er een gietbare saus ontstaat.

e) Voeg 1/2 inch water toe aan een middelgrote pan en breng aan de kook op middelhoog vuur. Haal de kool onmiddellijk van het vuur en breng over naar een kleine serveerschaal.

63. Parmezaanse seitan

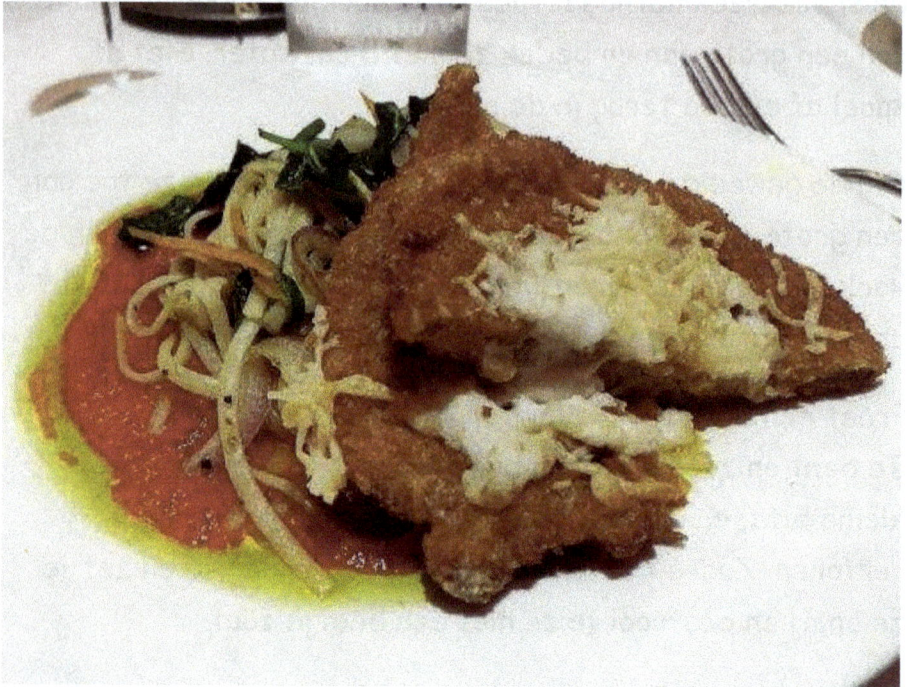

Ingrediënten:

- 6 eetlepels cruciale tarwegluten.

- 1/2 theelepel uienpoeder.

- 1/4 theelepel vogelkruiden.

- 1/4 theelepel zout.

- 1 eetlepel tahin.

- 5 eetlepels vegan kippenbouillon.

- 1 veganistische eiervervanger.

- 6 eetlepels bloem.

- 1/4 theelepel uienpoeder.

- 1/4 theelepel knoflookpoeder.

- 1/4 theelepel zout.

- Pasta naar keuze.

- Favoriete pastasaus.

- Veganistische kaas, om te serveren.

- 1 grote paranoot, voor de "Parmezaan".

Routebeschrijving:

a) Mix: 6 eetlepels cruciale tarwegluten, 1/2 theelepel uienpoeder, 1/4 theelepel gevogeltekruiden en 1/4 theelepel zout.

b) Meng in een aparte kom: 1 eetlepel tahini en 5 eetlepels vegan kippenbouillon of water.

c) Combineer rij 1 en 2 tot je seitandeeg hebt. Kneed het deeg een minuut.

d) Bedek met water of bouillon. Als je klaar bent, gebruik je een papieren handdoek om wat water uit de pastei te duwen.

e) Maak een vegan ei volgens de aanwijzingen. Gebruik een beetje extra water om het eierbeslag aan de dunnere kant te maken.

f) Maak het bloemmengsel: 6 eetlepels bloem, 1/4 uienpoeder, 1/4 knoflookpoeder en 1/4 zout.

g) Dip de seitan in de bloem, dan in het vegan eierbeslag en dan nog een keer in de bloem. Bak op hoog/middelhoog vuur goudbruin.

h) Serveer met pasta, saus en vegan kaas. Smelt de vegan kaas eventueel onder de "broil" stand. Rasp voorzichtig de paranoot voor de Parmezaanse kaas.

64. Rode linzenbeignets

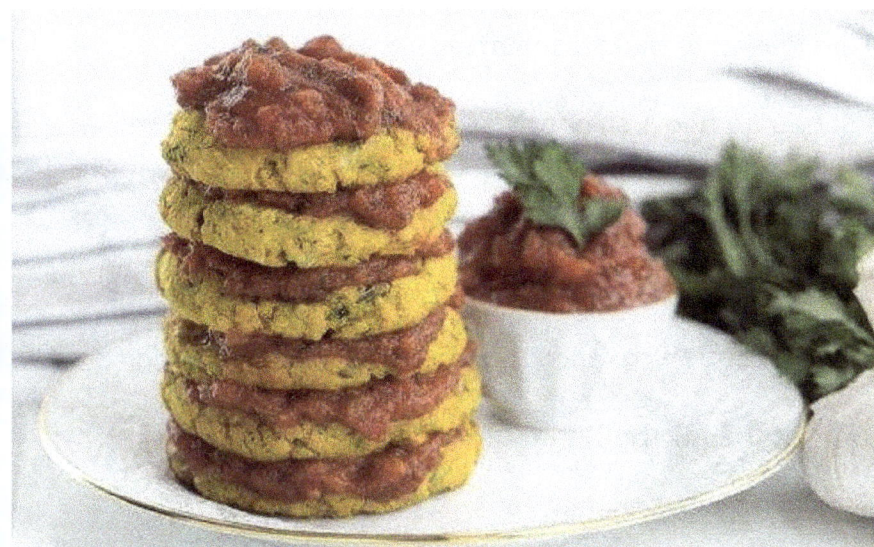

Voor de tomatensaus:

- 1 14-ounce kan gehakte tomaten.

- Een scheutje agavesiroop.

- 1 eetlepel olie.

- 1 theelepel rode, witte wijn.

- Chili, gedroogde Provençaalse kruiden en paprika naar smaak.

Voor de linzengehaktballetjes:

- 1 kopje droge rode linzen.

- 1 1/2 kopjes, plus 3 eetlepels water.

- 1 theelepel groentebouillonpoeder.

- 1 theelepel kurkuma.

- 1 ui, gesnipperd.

- 1 teentje knoflook, geperst.

- 1/2 theelepel komijn.

- 1 lijnzaad ei.

- 2 eetlepels peterselie.

- Zout en peper naar smaak.

- Olie, indien nodig.

Om de tomatensaus te maken:

a) Voeg alle actieve ingrediënten toe aan een pan en breng aan de kook. Zet het vuur lager en laat ongeveer 30 minuten sudderen, af en toe roeren. Weg met de hitte.

Om de linzengehaktballetjes te maken:

b) Doe de linzen, het water, de groentebouillon en de kurkuma in een pan en breng aan de kook. Indien nodig), zet het vuur lager en kook tot de linzen zacht zijn en het water is opgenomen (voeg meer water toe. Roer af en toe.

c) Bak daarentegen de ui in een pan.

d) Verwarm de oven voor op 390 ° F. Bekleed een bakplaat met bakpapier en bestrijk met olie.

e) Meng in een kom de linzen, ui, knoflook, komijn, lijnzaadei, peterselie, zout en peper. Meng goed en laat een beetje afkoelen.

f) Bevochtig je handen met water, vorm de linzenpastei en leg ze op bakpapier. Bestrijk met een beetje olie.

g) Bak de rode linzen ongeveer 20-25 minuten en serveer met de tomatensaus.

65. Rucola en Courgette Pesto

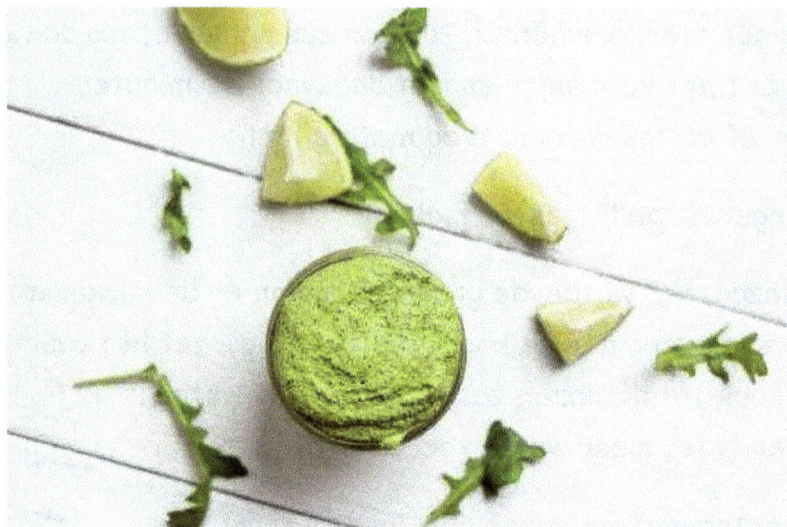

Ingrediënten:

- 2 sneetjes geroosterd roggebrood

- 1/2 van een avocado.

- 1/2 grote courgette.

- Bossen van waterkers.

- 1 teentje knoflook.

- Voor de rucola pesto:

- 2 flinke handen rucola.

- 1 kopje pijnboompitten (of welke noot dan ook).

- 1 grote hand spinazie.

- Sap van 1 limoen.

- 1 theelepel zeezout.

- 3 eetlepels olijfolie.

Routebeschrijving:

a) Begin met het maken van de rucola-pesto door alle ingrediënten in een blender te doen en te pureren tot de pesto fluweelzacht is.

b) Fruit de courgette door deze eerst in zeer dunne horizontale stukken te snijden. Verwarm het grof gesneden teentje knoflook, olijfolie, een snufje zeezout en een paar scheutjes water in een kleine pan op middelhoog vuur.

c) Als de courgette tijdens het koken begint uit te drogen, voeg dan de courgette toe en bak 7 minuten - voeg langzaam water toe.

d) Rooster, verdeel de pesto over de toast, voeg de courgette en gesneden avocado toe, en dan met de waterkers!

66. vegetarische braadpan

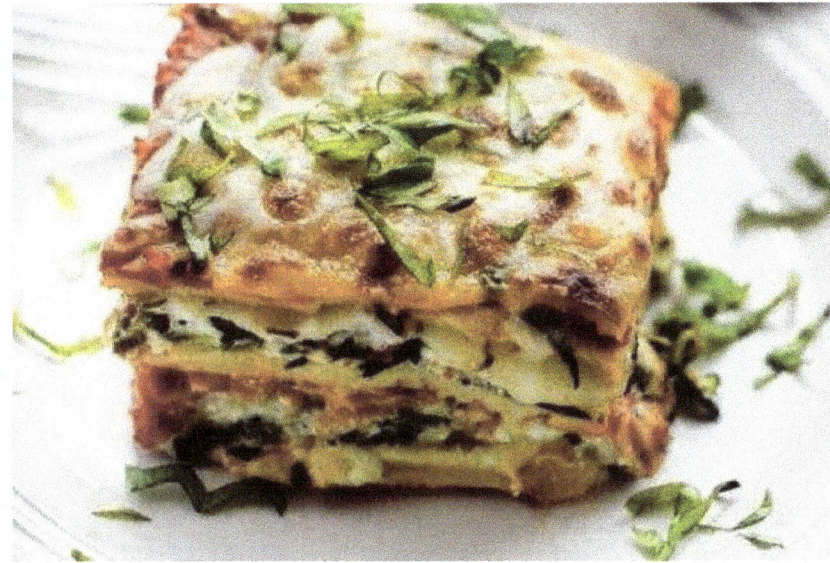

Ingrediënten:

- 1 eetlepel olijfolie of koolzaadolie.

- 1 ui, fijngesnipperd.

- 3 teentjes knoflook, in plakjes gesneden.

- 1 theelepel gerookt paprikapoeder.

- 1/2 theelepel gemalen komijn.

- 1 eetlepel gedroogde tijm.

- 3 middelgrote wortelen, in plakjes.

- 2 middelgrote stengels bleekselderij, fijngehakt

- 1 rode paprika, in plakjes.

- 1 gele paprika, in plakjes.

- 2 blikken van 400 g gepelde tomaten of cherrytomaatjes.

- 1 blokje groentesoep tot 250 ml

- 2 courgettes, dik gesneden

- 2 takjes verse tijm.

- 250 gram gekookte linzen.

Routebeschrijving:

a) Verhit 1 eetlepel olijfolie of koolzaadolie in een grote pan met dikke bodem. Voeg 1 fijngesnipperde ui toe en kook zachtjes 5-10 minuten tot ze zacht zijn.

b) Voeg 3 gehakte teentjes knoflook, 1 tl gerookte paprika, 1/2 tl gemalen komijn, 1 tl gedroogde tijm, 3 fijngehakte wortelen, 2 fijngehakte stengels bleekselderij, 1 fijngehakte rode paprika en 1 gespleten gele paprika toe en kook 5 minuten.

c) Voeg twee blikken tomaten van 400 g, 250 ml groentebouillon (gemaakt met 1 pot), 2 dik gesneden courgettes en 2 takjes verse tijm toe en kook 20 - 25 minuten.

d) Verwijder de takjes tijm. Roer 250 g gekookte linzen erdoor en doe terug in een stoofpot. Geserveerd met wilde en witte basmatirijst, courgette of quinoa.

67. Geroosterde spruitjes

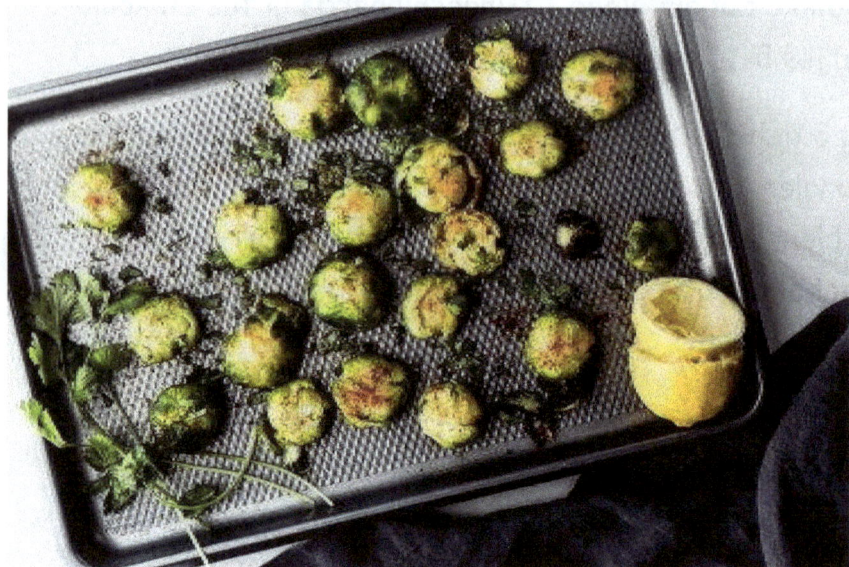

Ingrediënten:

- 1 pond spruitjes, gehalveerd.

- 1 sjalot, gesnipperd.

- 1 eetlepel olijfolie.

- Zout en peper naar smaak.

- 2 theelepels balsamicoazijn.

- 1/4 kopje granaatappelpitjes.

- 1/4 kop geitenkaas, versnipperd.

Routebeschrijving:

a) Verwarm de oven voor op 400 ° F. Borstel spruitjes met olie. Bestrooi met zout en peper.

b) Breng over naar een bakplaat. Bak 20 minuten in de oven.

c) Besprenkel met azijn.

d) Bestrooi voor het serveren met zaden en kaas.

68. Broodje Avocado Kikkererwten

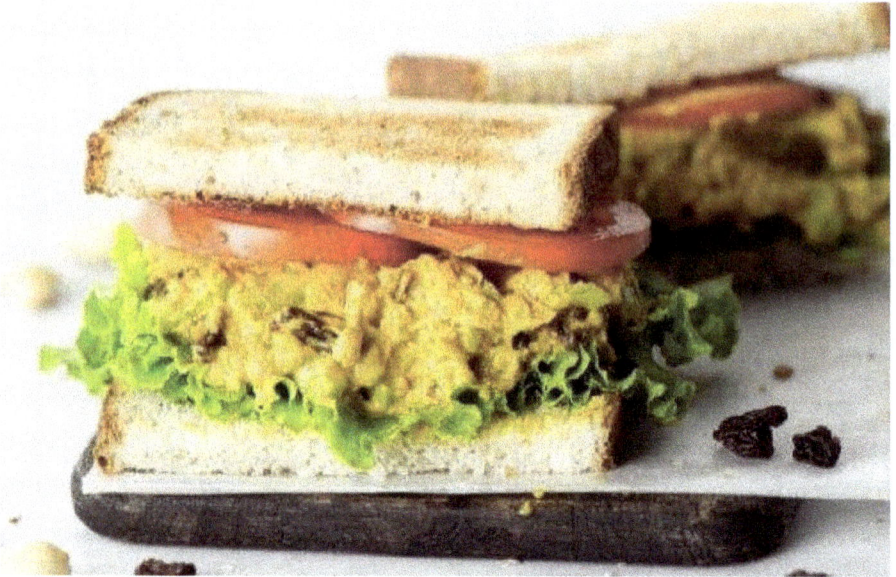

Ingrediënten:

- 1 kan geen zout toegevoegd kikkererwten uitgelekt en afgespoeld.

- 1 grote rijpe avocado.

- 1 1/2 eetlepels citroensap.

- 1/2 theelepel fijngehakte chilipeper.

- Zout en peper.

- 4 sneetjes volkorenbrood.

- 1 grote schattomaat in plakjes.

- 1/2 kop zoete microgreens.

- 1/2 kop geraspte wortel.

- 1/2 kop bereide en gehakte bieten.

Routebeschrijving:

a) Prak de avocado in een kom tot een relatief gladde puree, voeg het citroensap, de chilipeper en de kikkererwten toe. Kruid met peper en zout.

b) Om de sandwich samen te stellen, legt u de plakjes tomaat op een sneetje brood, voegt u microgroenten, bieten, kikkererwten en wortelen toe. Genieten van!

69. Gebakken quinoa

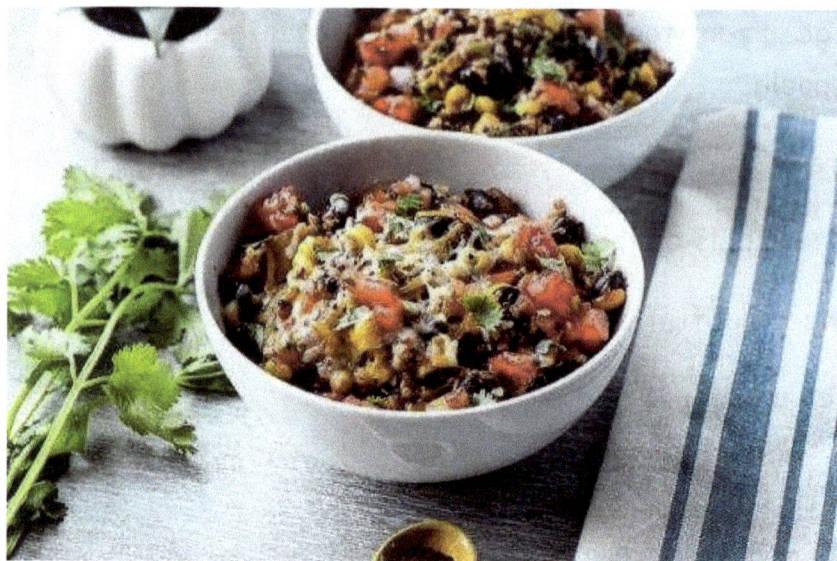

Ingrediënten:

- 1 kop zoete aardappel, in blokjes gesneden.

- 1/2 kopje water.

- 1 eetlepel olijfolie.

- 1 ui, gesnipperd.

- 3 teentjes knoflook, gesnipperd.

- 1 theelepel gemalen komijn.

- 1 theelepel gemalen koriander.

- 1/2 theelepel chilipoeder.

- 1/2 theelepel gedroogde oregano.

- 15 oz zwarte bonen, afgespoeld en uitgelekt.

- 15 oz geroosterde tomaten.

- 1 1/4 kopjes groentebouillon.

- 1 kopje bevroren maïs 1 kopje quinoa (ongekookt).

- Zout naar smaak.

- 1/2 kopje lichte room.

- 1/2 kopje verse korianderblaadjes.

Routebeschrijving:

a) Voeg het water en de zoete aardappelen toe aan een pan op middelhoog vuur. Aan de kook brengen.

b) Zet het vuur lager en kook tot de zoete aardappelen gaar zijn.

c) Voeg de olie en ui toe.

d) Kook gedurende 3 minuten. Roer de knoflook en kruiden erdoor en bak 1 minuut mee.

e) Voeg de rest van de ingrediënten toe, behalve de room en koriander. Kook gedurende 20 minuten.

f) Serveer met zure room en bestrooi voor het serveren met koriander.

70. Sticky tofu met noedels

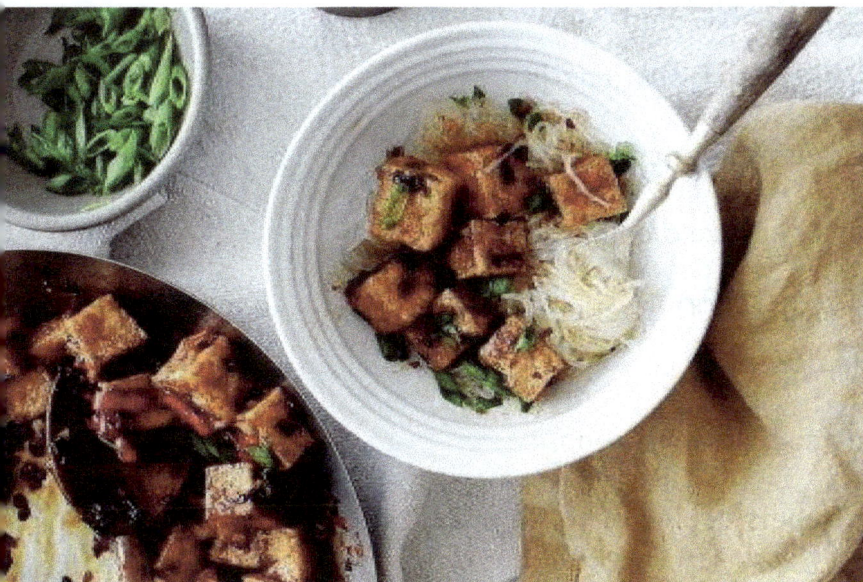

Ingrediënten:

- 1/2 grote komkommer.

- 100 ml rode rijstwijnazijn.

- 2 eetlepels gouden basterdsuiker.

- 100 ml plantaardige olie.

- Verpakking 200 g bedrijfstofu, in blokjes van 3 cm gesneden.

- 2 eetlepels ahornsiroop.

- 4 eetlepels bruine of witte misopasta.

- 30 g witte sesamzaadjes.

- 250 g droge sobanoedels.

- 2 lente-uitjes, gesnipperd, om te serveren.

Routebeschrijving:

a) Snijd met een dunschiller de dunne reepjes van de komkommer en laat de zaadjes achter. Doe de linten in een kom en zet apart. Verwarm de azijn, suiker, 1/4 tl zout en 100 ml water in een pan op middelhoog vuur gedurende 3-5 minuten tot de suiker vloeibaar is, giet dan over de komkommers en laat marineren in de koelkast voor wat kook je tofu .

b) Verhit alles behalve één eetlepel olie in een grote koekenpan met antiaanbaklaag op middelhoog vuur tot er bellen naar de oppervlakte beginnen te stijgen. Voeg tofu toe en bak 7-10 minuten.

c) Klop in een kleine kom de honing en miso door elkaar. Verdeel de sesamzaadjes over een bord. Bestrijk de gebakken tofu met de plakkerige honingsaus en zet de restjes apart. Verdeel de tofu gelijkmatig over de zaden, bestrooi met een beetje zout en laat op een warme plaats staan.

d) Bereid de noedels en meng ze met de resterende olie, de resterende saus en 1 eetlepel van de augurkvloeistof. Kook ze 3 minuten tot ze warm zijn.

71. Vegan BBQ teriyaki tofu

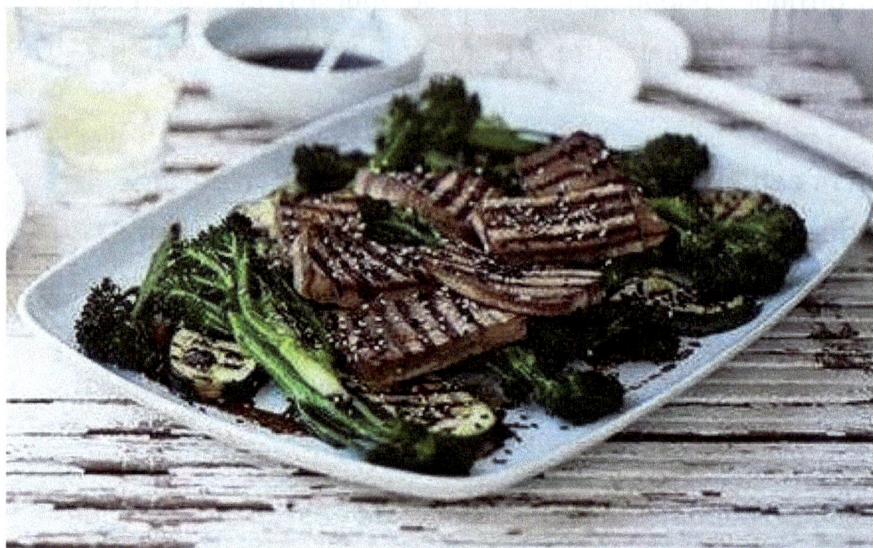

Ingrediënten:

- 4 eetlepels zoutarme sojasaus.

- 2 eetlepels zachte bruine suiker.

- Knijp gemalen gember.

- 2 eetlepels mirin.

- 3 theelepels sesamolie.

- 350g blok extra stevige tofu (zie tip hieronder) dik gesneden.

- 1/2 lepel koolzaadolie.

- 2 pompoenen, horizontaal in reepjes gesneden.

- 200 g broccoli met zachte steel.

- Witte en zwarte sesamzaadjes, om te serveren.

Routebeschrijving:

a) Meng de sojasaus, zachte bruine suiker, gember en mirin met 1 theelepel sesamolie en bestrijk hiermee de tofustukjes. Leg ze in een grote, ondiepe schaal en garneer met de overgebleven marinade. Zet minimaal 1 uur in de koelkast.

b) Verhit de grill tot de kolen wit worden of verwarm een koekenpan. Meng de resterende sesamolie met de koolzaadolie en bestrijk de plakjes courgette en broccoli. Grill (of grill) boven kolen gedurende 7-10 minuten of tot ze gaar zijn, bewaar dan en houd warm.

c) Grill de stukjes tofu aan beide kanten boven de kolen gedurende 5 minuten (of gebruik de pan) tot ze bruin en krokant zijn aan de randen. Serveer de tofu op een bedje van groenten met de overgebleven marinade en bestrooi met sesamzaadjes.

72. Groene taugé

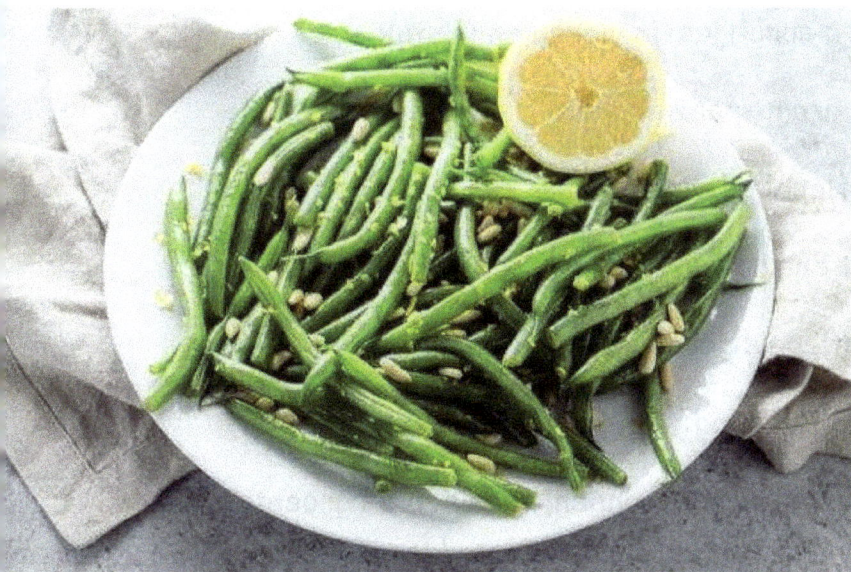

Ingrediënten:

- 600 g spruitjes, in vieren en in stukjes.

- 600 gram sperziebonen.

- 1 eetlepel olijfolie.

- Zest en sap van 1 citroen.

- 4 eetlepels geroosterde pijnboompitten.

Routebeschrijving:

a) Kook een paar seconden, voeg dan de groenten toe en bak 3-4 minuten tot de spruiten iets kleuren.

b) Voeg een scheutje citroensap en peper en zout naar smaak toe.

73. Tofu met radijskorst

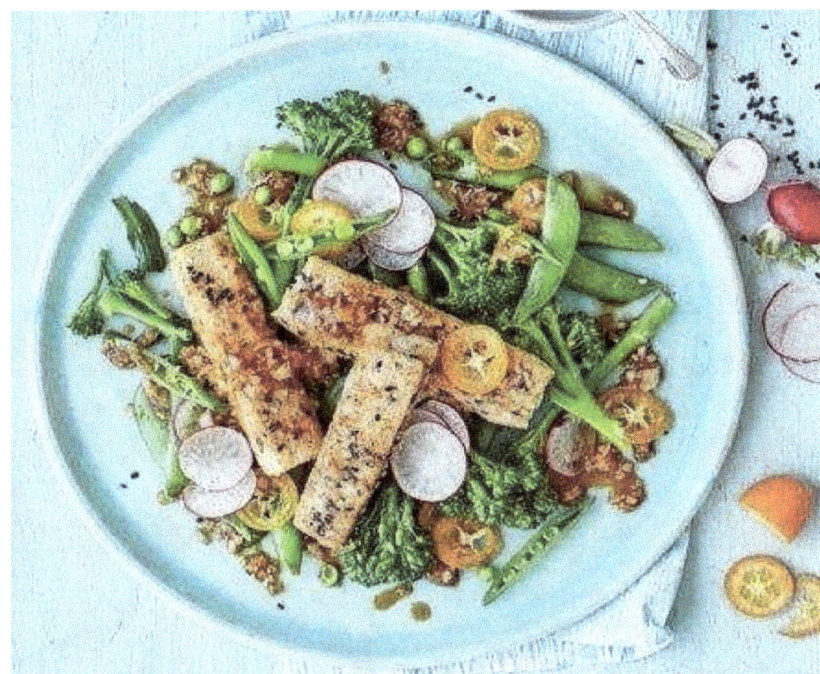

Ingrediënten:

- 200 g stevige tofu.

- 2 eetlepels sesamzaadjes.

- 1 eetlepel Japanse Shichimi Togarashi.

- Kruiden mix.

- 1/2 eetlepel maizena.

- 1 eetlepel sesamolie.

- 1 eetlepel plantaardige olie.

- 200 g broccoli met zachte steel.

- 100 gram sugar snaps.

- 4 radijsjes, zeer fijn gesneden.

- 2 lente-uitjes, fijngesnipperd.

- 3 kumquats, zeer fijn gesneden.

- voor dressing

- 2 eetlepels zoutarme Japanse sojasaus.

- 2 eetlepels yuzu-sap (of 1 eetlepel limoen- en grapefruitsap).

- 1 theelepel goudbruine suiker.

- 1 kleine sjalot, fijngesnipperd.

- 1 theelepel geraspte gember.

Routebeschrijving:

a) Snijd de tofu doormidden, dek goed af met keukenpapier en leg op een bord. Zet er een zware pan op om het water eruit te persen.

b) Meng de sesamzaadjes, Japanse kruidenmix en maïsmeel in een kom. Spray over tofu tot het goed bedekt is. Opzij zetten.

c) Meng in een kleine kom de dressingingrediënten door elkaar. Breng een pan met plantaardig water aan de kook en verwarm de twee oliën in een grote pan.

d) Voeg als de pan heel heet is de tofu toe en bak ongeveer 1 minuut aan elke kant tot hij mooi bruin is.

e) Als het water kookt, kook je de broccoli en de sugar snaps 2-3 minuten.

74. Linzenlasagne

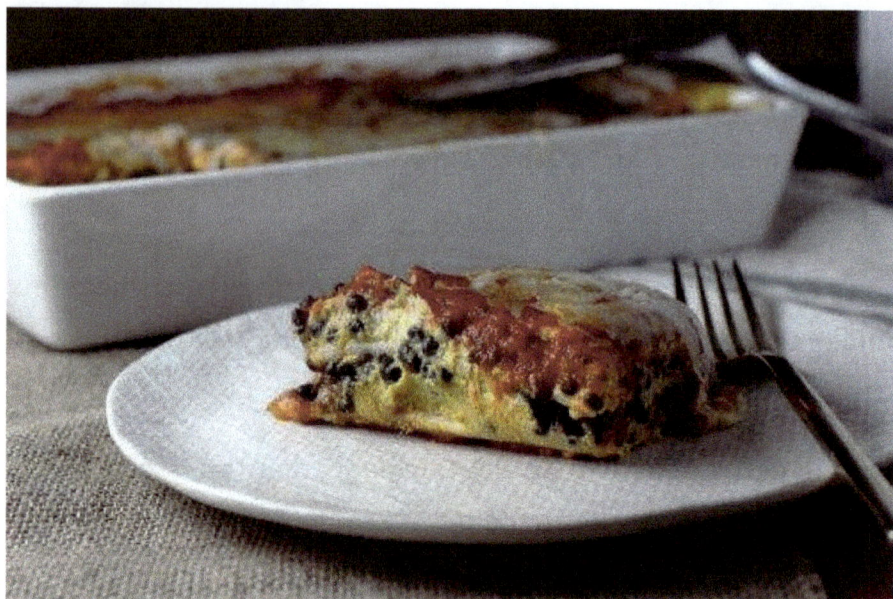

Ingrediënten:

- 1 eetlepel olijfolie.

- 1 ui, gesnipperd.

- 1 wortel, in plakjes.

- 1 stengel bleekselderij, gehakt.

- 1 teentje knoflook, gehakt.

- 2 blikken van 400 g linzen, uitgelekt, gebakken.

- 1 eetlepel maizena.

- Doos met 400 g gepelde tomaten.

- 1 theelepel ketchup met champignons.

- 1 theelepel gesneden oregano (of 1 theelepel gedroogd).

- 1 theelepel groentesoeppoeder.

- 2 bloemkoolkroppen, in roosjes gebroken.

- 2 eetlepels ongezoete sojamelk.

- Een snufje vers geraspte nootmuskaat.

- 9 vellen droge lasagne zonder eieren.

Routebeschrijving:

a) Verhit de olie in een pan, voeg de wortel, bleekselderij en ui toe en kook voorzichtig gedurende 10-15 minuten tot ze zacht zijn. Voeg de knoflook toe, kook een paar minuten en roer dan de linzen en het maïsmeel erdoor.

b) Voeg de tomaten toe plus een blikje water, de paddenstoelenketchup, oregano, bouillonpoeder en wat kruiden. Kook gedurende 15 minuten, af en toe roeren.

c) Kook de bloemkool in een pan met kokend water gedurende 10 minuten of tot ze gaar zijn. Laat de pijpen uitlekken en pureer vervolgens de sojamelk met een staafmixer of keukenmachine. Kruid goed en voeg de nootmuskaat toe.

d) Voeg nog een derde van het linzenmengsel toe, verdeel dan een derde van de gepureerde bloemkool erover, gevolgd door een laag pasta. Top met het laatste derde deel van de linzen en lasagne, gevolgd door de resterende puree.

e) Dek losjes af met folie en bak 35-45 minuten, verwijder de folie voor de laatste 10 minuten van het koken.

75. Linzen Gehaktballetjes

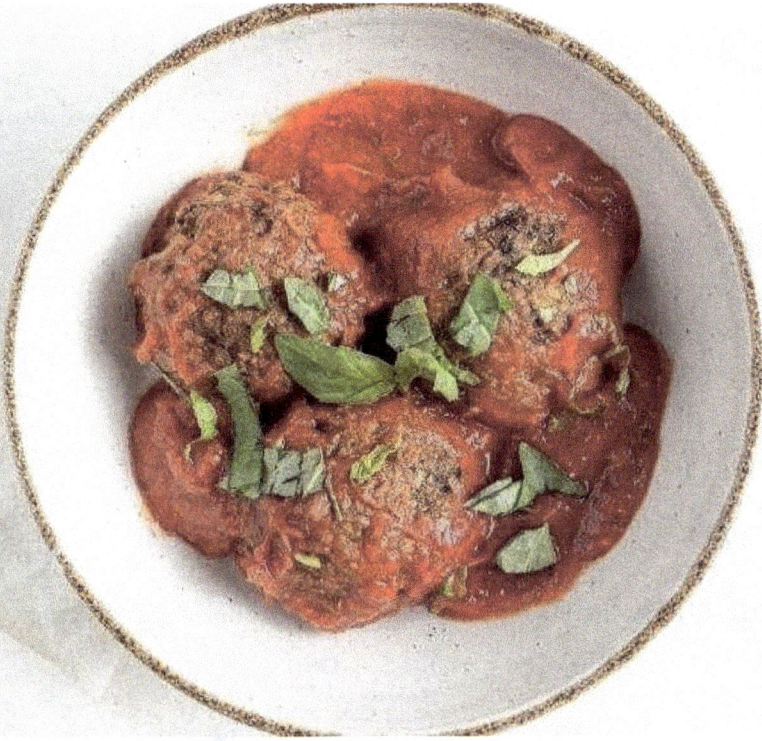

Voor de gehaktballen:

- 3/4 kop gedroogde bruine en groene of Franse linzen.

- 1 1/2 kopjes natriumarme groentebouillon - of kippenbouillon, plus extra indien nodig.

- 2 theelepels olijfolie.

- 1/2 kop in blokjes gesneden gele ui - ongeveer 1/2 middelgrote ui.

- 1 kopje geraspte wortelen.

- 2 teentjes knoflook - gehakt (ongeveer 2 theelepels).

- 1/2 kopje ouderwetse havermout - of snelkokende haver, niet meteen gebruiken of staal snijden.

- 1/4 kop verse gehakte Italiaanse peterselie.

- 1 1/2 eetlepels tomatenpuree.

- 1 theelepel gedroogde oregano.

- 1/2 theelepel koosjer zout.

- 1/4 theelepel zwarte peper.

- 1 groot ei.

a) Bereid volkoren pasta noedels, courgette noedels of zoete aardappel noedels.

b) Voeg de afgespoelde linzen toe aan een middelgrote pan met de groentebouillon.

c) Bak de ui, knoflook en wortel in olie.

d) Pulseer de haver en peterselie een paar keer om de haver te breken. Voeg de voorbereide linzen, uienmengsel, tomatenpuree, oregano, zout en peper toe en breek het ei erdoor. Pulse nog een paar keer totdat het mengsel is opgenomen maar de linzen nog wat textuur hebben.

e) Rol het linzenmengsel in ballen met een diameter van ongeveer 1 1/2 inch, ongeveer zo groot als een golfbal. Kook gedurende 10 minuten.

76. Varkenshaasmedaillons met hazelnootkorst

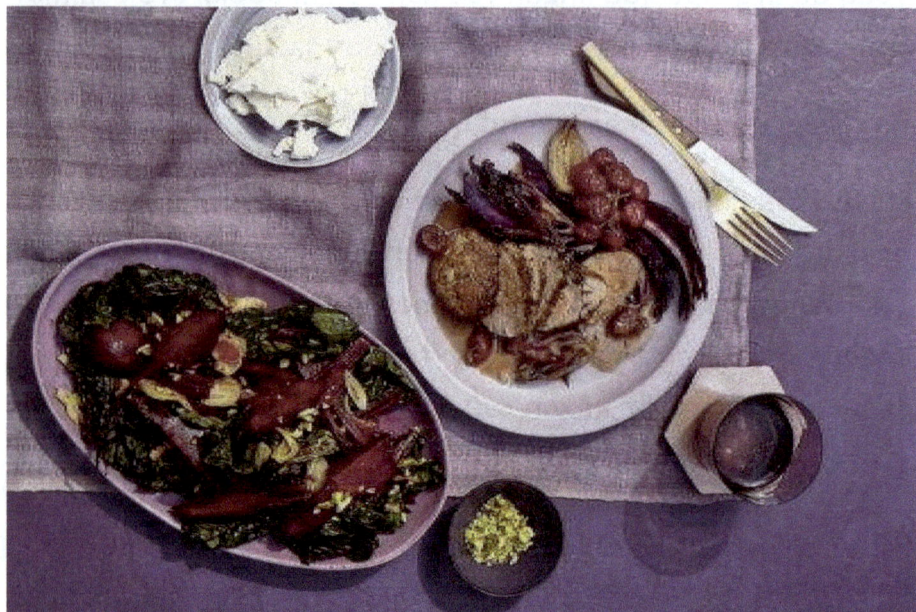

ingrediënten

- 10 ons varkenshaas, in -inch dikke rondjes gesneden

- 1 theelepel Dijon-mosterd

- $\frac{1}{2}$ kopje fijngehakte hazelnoten

- 2 eetlepels vers gehakte basilicum

- Zout en versgemalen zwarte peper naar smaak

- 2 eetlepels olijfolie

- 1 kopje natriumarme kippenbouillon

- $\frac{1}{4}$ kopje half en half room

- 1 kop gesneden bieten, uitgelekt

a) Gebruik een hamer of vleesmolen om elke ronde varkensvlees tussen vellen vetvrij papier tot een dikte van $\frac{1}{4}$-inch te stampen. Meng de mosterd, hazelnoten, basilicum, zout en peper in een kom.

b) Haal de varkensmedaillons door het mosterdmengsel en zet apart. Verhit een droge koekenpan gedurende 2 minuten, voeg dan de olie toe en verwarm gedurende 1 minuut op middelhoog vuur. Voeg de pulled pork medaillons toe en bak 30 seconden tot 1 minuut per kant, tot de noten lichtbruin zijn (het varkensvlees zal gaar worden in de saus).

c) Haal de medaillons uit de pan en houd ze warm. Voeg de bouillon toe aan de pan en blus af, schraap alle bruine stukjes die aan de bodem kleven, weg. Roer de room erdoor en kook nog 3 minuten. Doe de medaillons terug in de saus en kook nog 2 minuten.

d) Schik de bietenplakjes op twee borden. Leg elk medaillon op een plak biet en serveer meteen.

77. Lekkere karbonades

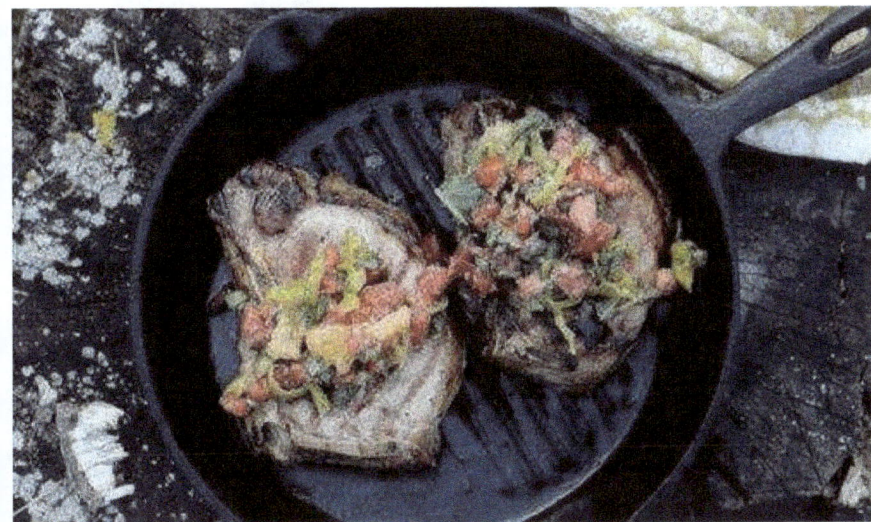

GENIETEN VAN

- $\frac{1}{4}$ kopje gehakte pruimtomaten

- $\frac{1}{4}$ kopje gesnipperde rode ui

- 2 eetlepels rode wijnazijn

- 2 eetlepels extra vierge olijfolie

- 1 teentje knoflook, fijngehakt

- 2 eetlepels vers gehakte basilicum

- 1 theelepel gedroogde oregano

- $\frac{1}{2}$ theelepel zout

- Versgemalen zwarte peper naar smaak

Marinades

- 2 eetlepels rode wijnazijn

- 2 eetlepels olijfolie

- 1 teentje knoflook, fijngehakt

- Twee dik gesneden varkenskoteletten van 10 ons

- Zout en versgemalen zwarte peper naar smaak

- 2 eetlepels plantaardige olie gehakte verse bladpeterselie

- Verse Parmezaanse krulletjes ter decoratie

a) Gooi de kruideningrediënten in een kleine kom. Doe het weg.

b) Klop het marinademengsel in een ondiepe ovenschaal. Leg de karbonades in de marinade, keer ze om zodat ze beide kanten bedekken en zet ze 10 minuten opzij. Haal nu de karbonades uit de marinade en giet het overtollige water af. Zout en peper de karbonades royaal.

c) Verwarm een droge gietijzeren koekenpan 3 minuten voor op hoog vuur. Voeg de plantaardige olie toe en verwarm nog 1 minuut. Leg de karbonades in hete olie en kook tot ze zeldzaam zijn, 3 tot 4 minuten per kant, of tot de gewenste gaarheid.

d) Leg de karbonades op een bord, bestrooi met saus, gehakte peterselie en Parmezaanse kaaskrullen. Serveer in één keer.

78. Varkensvlees met spaghettipompoen

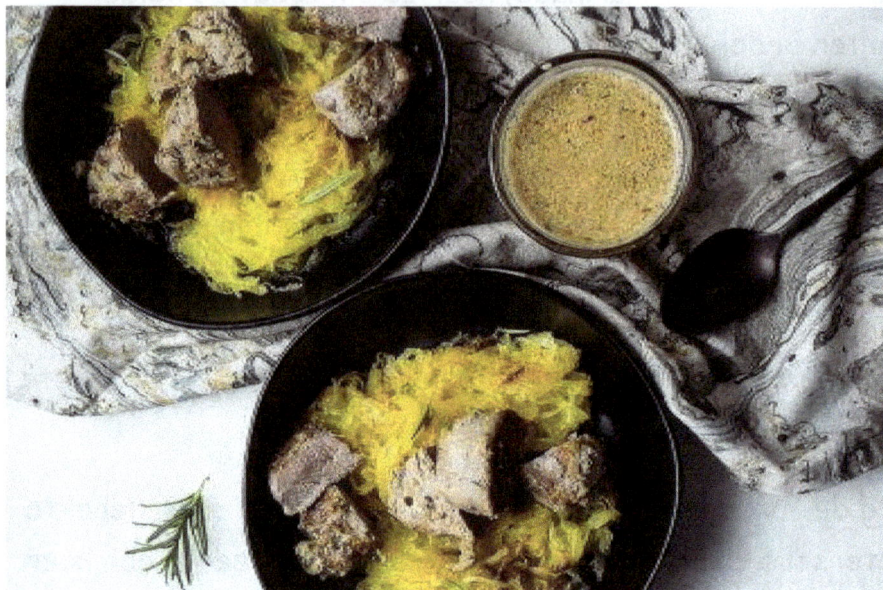

ingrediënten

- 1 theelepel olijfolie

- 12 ons varkenshaas, gesneden in 1-inch dikke medaillons

- $\frac{1}{2}$ theelepel koosjer zout

- $\frac{1}{4}$ theelepel versgemalen zwarte peper

- 1 eetlepel gesnipperde sjalot

- 1 kopje droge rode wijn

- $\frac{1}{4}$ theelepel maizena

- Geraspte schil van $\frac{1}{2}$ citroen plus 2 theelepels vers citroensap

- 1 eetlepel aalbessengelei van alle soorten fruit (zonder toegevoegde suikers).

- 1 theelepel Dijon-mosterd

- 2 kopjes geroosterde spaghettipompoen

a) Verhit een grote koekenpan op middelhoog vuur en bestrijk deze vervolgens met olie. Dep ondertussen de stukjes varkensvlees op keukenpapier droog en breng op smaak met zout en peper. Bak tot ze knapperig en bruin zijn aan de buitenkant en niet meer roze in het midden, 3 tot 4 minuten per kant. Breng over naar voorverwarmde borden en zet apart.

b) Voeg de sjalotten toe aan de pan en bak ongeveer 30 seconden. Voeg de wijn toe, breng aan de kook en reduceer tot ongeveer $\frac{1}{4}$ kopje, ongeveer 5 minuten. Los de maizena op in het citroensap en roer door de saus. Kook al roerend tot de saus dik en satijnachtig wordt. Haal van het vuur en voeg de gelei en mosterd toe. Proef en breng op smaak met peper en zout.

c) Maak om te serveren een nest van geroosterde spaghettipompoen op elk bord en bedek met varkensmedaillons en saus.

79. Pittige quinoa falafel

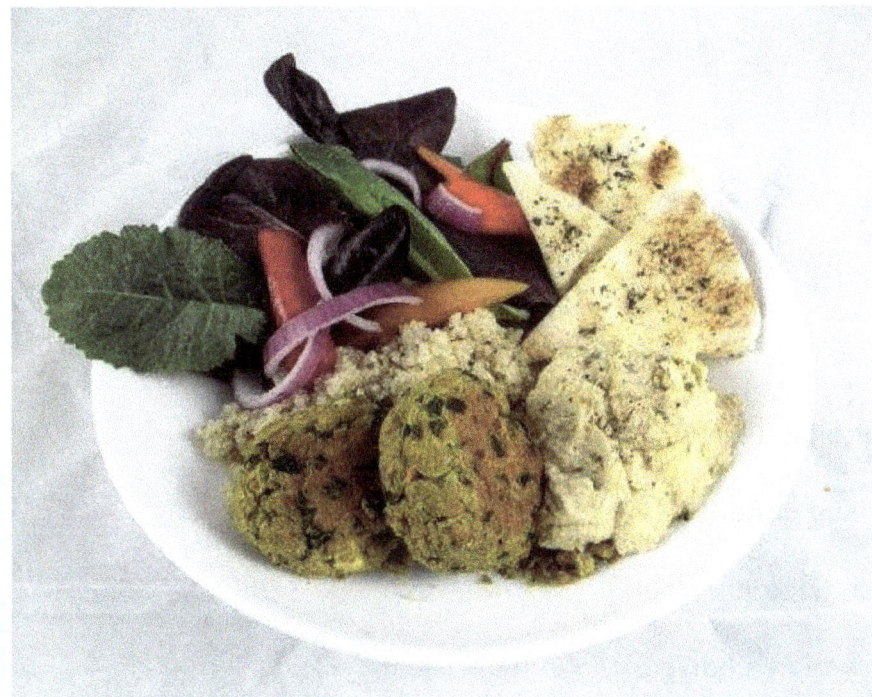

Ingrediënten:

- 1 kop gekookte quinoa.

- 1 blik kekerbonen.

- Een halve kleine rode ui.

- 1 eetlepel Tahin.

- 2 theelepels komijnpoeder.

- 1 theelepel korianderpoeder.

- 1/4 kop gehakte peterselie.

- 3 teentjes knoflook.

- Sap van een halve citroen.

- 1 eetlepel kokosolie.

- 1 eetlepel tamari (GF sojasaus).

- 1/2 - 1 theelepel chilivlokken.

- Bereiding van zeezout.

Routebeschrijving:

a) Gooi de kekerbonen, rode ui, knoflook, tahin, chilivlokken, komijn, koriander, limoensap en zout in een keukenmachine en pulseer gedurende 15 seconden om de bonen af te breken, maar pureer ze niet.

b) Rol het mengsel met je handen in kleine balletjes (ongeveer 2 eetlepels deeg voor elk) en leg ze op een bakplaat.

c) Zet ze 1 uur in de koelkast.

d) Aan beide kanten wordt een beetje bloem bestrooid.

e) Verhit de kokosolie in een grote koekenpan op middelhoog vuur.

f) Voeg de falafelballetjes toe en bak 3-5 minuten aan elke kant.

80. Pompoengalette

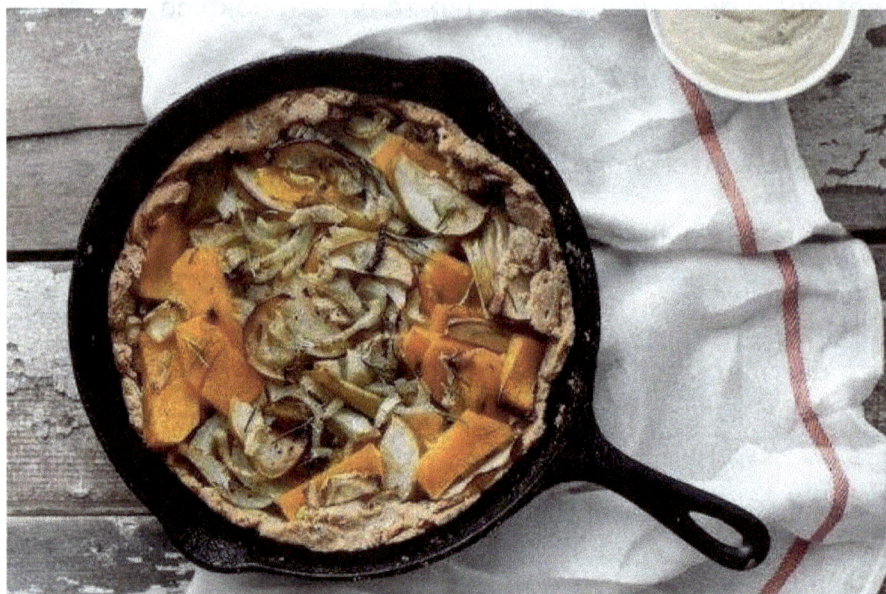

Ingrediënten:

- 1 1/2 kopjes speltmeel.

- 6-8 salieblaadjes.

- 1/4 kopje koud water.

- 6 eetlepels kokosolie.

- Zeezout.

- Voor de vulling:

- 1 eetlepel olijfolie.

- 1/4 rode ui, in dunne ringen.

- 1 eetlepel salieblaadjes.

- 1/2 rode appel, zeer fijn gesneden.

- 1/4 pompoen, vel verwijderd en zeer fijn gesneden.

- 1 eetlepel kokosolie, verdeeld en gereserveerd voor topping.

- 2 eetlepels salie, gereserveerd voor de topping.

- Zeezout.

Routebeschrijving:

a) Verwarm de oven voor op 350 ° F.

b) Maak de korst door de bloem, het zeezout en de saliebladjes toe te voegen aan de voedselmolen. Voeg geleidelijk de kokosolie en het water toe en pulseer regelmatig terwijl ze zich voorzichtig door de bloem mengen. Pulse net genoeg totdat de ingrediënten samen zijn opgenomen, ongeveer 30 seconden.

c) Maak ondertussen de vulling. Verhit de olijfolie in een kleine koekenpan op middelhoog vuur. Voeg aan de ui, een snufje zout, een theelepel saliebladjes toe en bak ongeveer 5 minuten. Leg het opzij terwijl je het deeg in een cirkel rolt, ongeveer 1/4 inch dik.

d) Gooi de pompoen en appels in een kleine kom met een scheutje olijfolie en zeezout. Leg de plakjes courgette en appel bovenop de ui (zoals je op de foto ziet).

e) Vouw de randen van de korst voorzichtig over de buitenkant van de pompoen.

f) Voeg kleine klodders kokosolie toe aan de bovenkant van de galette, samen met de saliebladjes, en bak 20-25 minuten in de oven, of tot de korst schilferig is en de courgettes gaar zijn.

81. Quinoa met currypasta

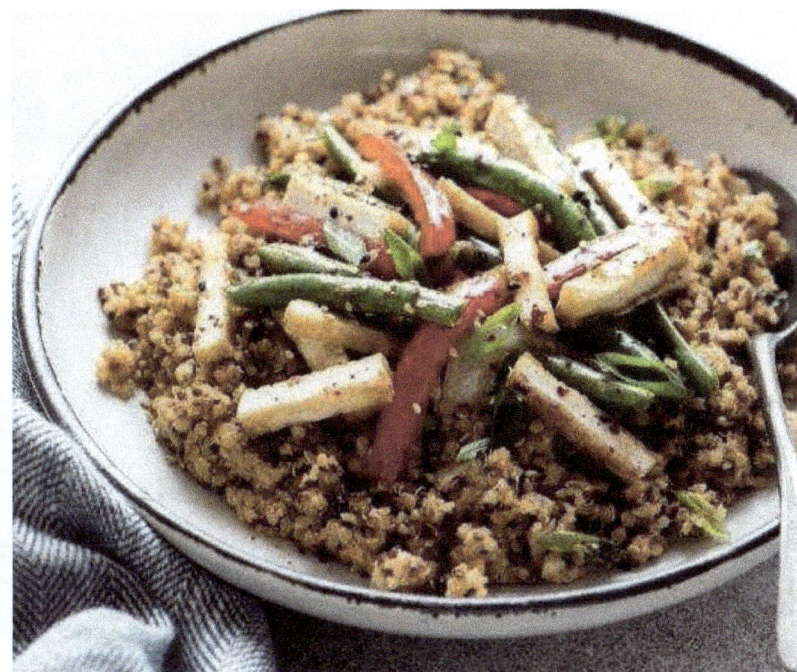

ingrediënten

- 2 eetlepels verse korianderstengel.

- 2 kleine handjes verse korianderblaadjes.

- 6 teentjes knoflook.

- 1 eetlepel korianderpoeder.

- 1/2 lepel komijnpoeder.

- 1 inch knol gember (zonder vel).

- Sap van 1 limoen.

- 1 stengel citroengras

- 1/2 kop sjalot of witte ui.

- 1 theelepel chilivlokken.

- Zeezout.

- groene curry

Routebeschrijving:

a) Begin met het maken van de currypasta door alles in de voedselmolen te mengen tot alles goed gemengd is en vermalen tot een pasta.

b) Nu voor de curry - verwarm de kokosolie en de ui 5 minuten op middelhoog/hoog vuur. Voeg alle groenten, kokossuiker, currypasta en 1/4 kopje water toe en laat met deksel op de pan ongeveer 10 minuten sudderen.

c) Voeg geleidelijk meer water toe zodat de groenten niet aanbranden. Zodra de groenten gaar zijn, voeg je de kokosmelk en 1 kopje water toe en kook je nog 10 minuten tot de groenten volledig gaar zijn. Voeg vers limoensap, extra korianderblaadjes toe en garneer met bruine rijst of quinoa!

82. In de oven gerookte wortelbacon

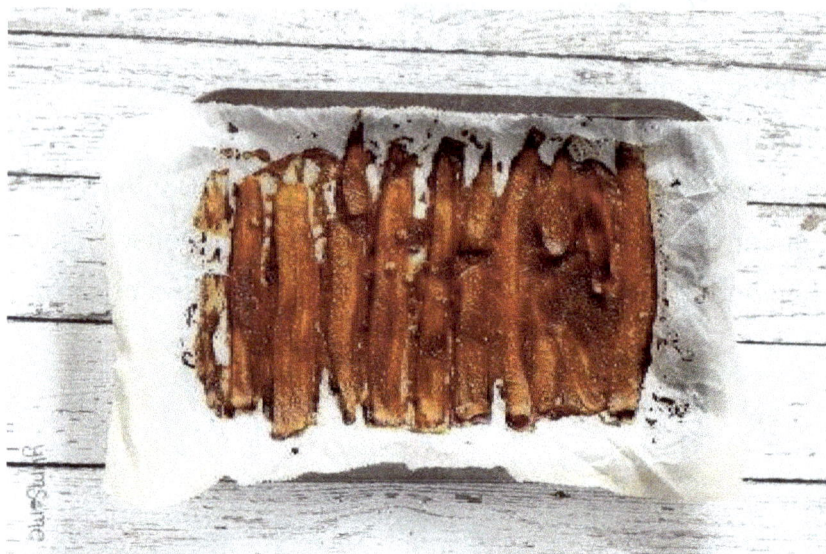

Ingrediënten:

- 3 grote wortelen.

- 2 eetlepels koolzaadolie.

- 1 theelepel knoflookpoeder.

- 1 theelepel gerookt paprikapoeder.

- 1 theelepel zout.

Routebeschrijving:

a) Was de wortel (schillen is niet nodig) en snij in de lengte door met een mandoline. Leg de wortelreepjes op een met bakpapier beklede bakplaat. Verwarm de oven voor op 320 ° F. Meng de overige ingrediënten in een kleine kom en bestrijk vervolgens de wortelreepjes aan beide kanten.

b) Zet 15 minuten in de oven, of wanneer de wortelreepjes golvend zijn.

83. Zalm over spaghettipompoen

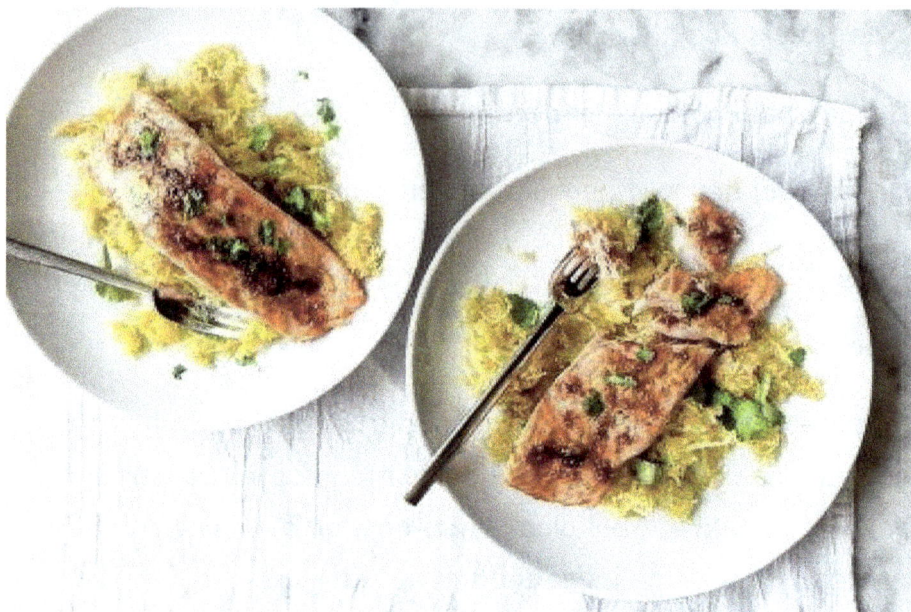

ingrediënten

- $\frac{1}{2}$ theelepel vijfkruidenpoeder

- 1 theelepel geraspte sinaasappelschil

- $\frac{1}{2}$ theelepel suiker

- $\frac{1}{4}$ theelepel koosjer zout

- $\frac{1}{2}$ theelepel versgemalen zwarte peper

- Twee zalmfilets van 6 ons

- 2 theelepels Dijon-mosterd

- 1 eetlepel arachideolie

- 2 kopjes geroosterde spaghettipompoen

- 2 eetlepels verse gehakte koriander

a) Meng vijfkruidenpoeder met sinaasappelschil, suiker, zout en peper in een kleine kom. Wrijf beide kanten van de filets op vetvrij papier. Verdeel de mosterd over de filets.

b) Verhit een grote koekenpan op middelhoog vuur en bedek de bodem met olie. Bak de filets, draai ze een keer om, tot ze knapperig en bruin zijn aan de buitenkant, in totaal 5 tot 8 minuten.

c) Verdeel intussen de pompoen over twee voorverwarmde borden. Voeg de visfilets toe en garneer met koriander.

84. Gepocheerde zalm op prei

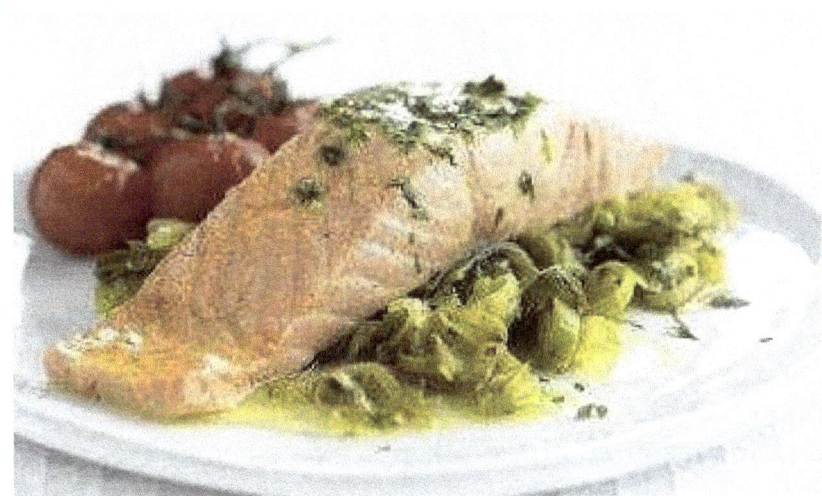

ingrediënten

- 4 kopjes (twee blikjes van $15\frac{1}{2}$-ounce) natriumarme kippenbouillon

- 1 kopje water

- 3 eetlepels Provençaalse kruiden

- 1 middelgrote prei, in vieren gesneden en geschild (zie opmerking)

- Twee zalmfilets van 6 ons

- 2 eetlepels ongezouten boter $\frac{1}{4}$ kopje zware room

a) Meng in een grote pan met goed sluitend deksel de kippenbouillon, het water en de Provençaalse kruiden. Breng aan de kook op hoog vuur, dek af en zet het vuur dan laag tot middelhoog. Voeg de prei toe en kook 7 tot 10 minuten.

b) Leg de zalmfilets op de prei, met het vel naar beneden, dek af en kook 4 tot 5 minuten of tot de zalm ondoorzichtig is. Verwijder de zalm en prei met een schuimspaan of een tang op een warm bord en dek af. Voeg de boter en room toe aan de pan en kook 5 minuten terwijl de saus inkookt.

c) Verdeel de saus over twee borden. Top met prei, dan zalm. Serveer onmiddellijk.

85. Gegrilde zwaardvis met salsa

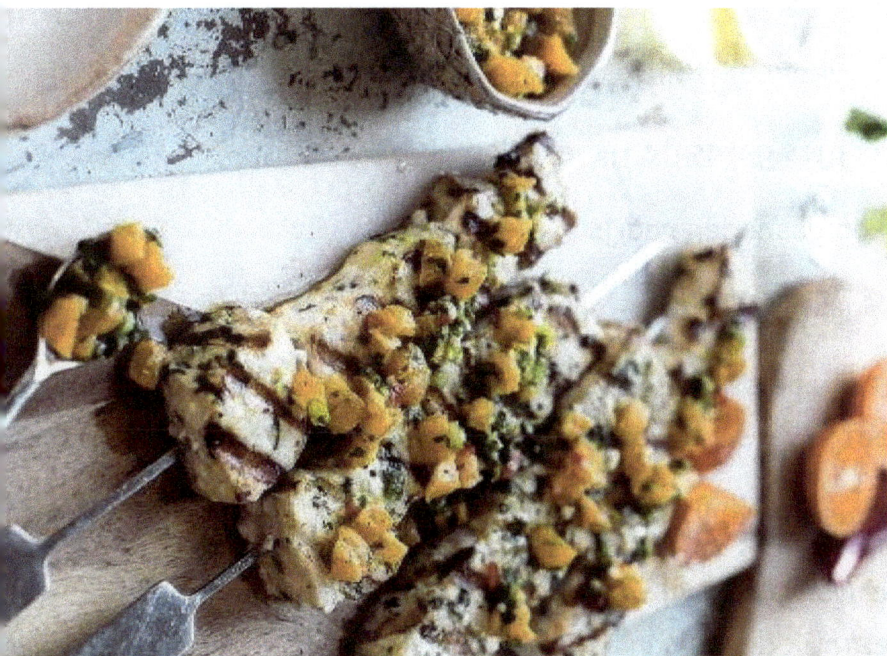

ingrediënten

- Twee 6-ounce zonder been, zonder vel, $\frac{3}{4}$-inch dikke zwaardvissteaks

- 1 eetlepel olijfolie

- 2 kopjes geraspte ijsbergsla

- 1 kop gesneden radijs

- 1 Hass-avocado

- 2 eetlepels van de beste kwaliteit salsa opgepompt met een beetje verse koriander

- Geraspte schil en sap van 1 limoen

a) Verwarm de grill voor op gas, houtskool of elektrisch. Bestrijk de vis aan beide kanten met olijfolie. Grill de vis, draai hem één keer om nadat hij aan de onderkant bruin is geworden (ongeveer 2 minuten), en eindig dan aan de tweede kant, kook tot de vis doorschijnend is in het midden (nog eens 2-3 minuten).

b) Maak ondertussen een bedje van sla, radijs en avocado op twee voorverwarmde borden. Breng de gekookte vis over op borden en bedek elke steak met een grote klodder salsa. Knijp het citroensap helemaal uit en bestrooi met de schil.

86. Tonijnsteaks met mayo

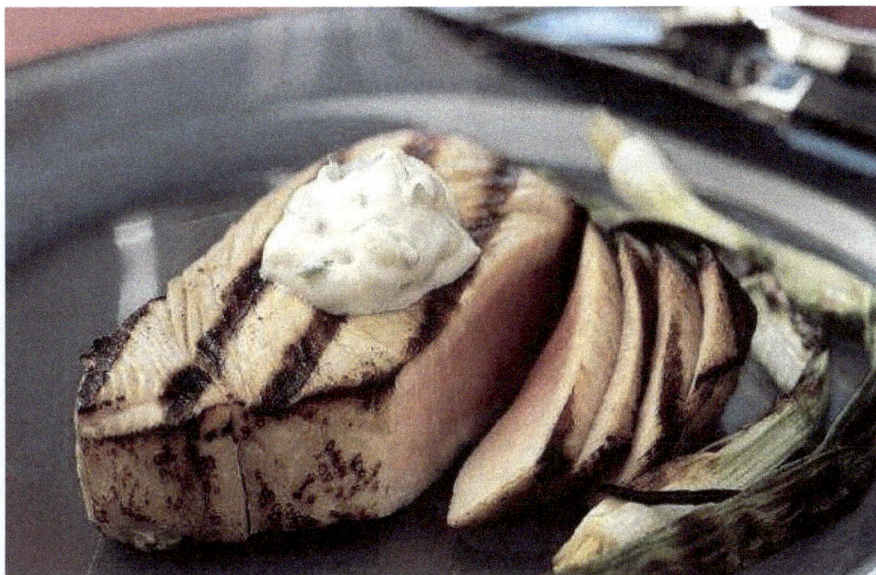

ingrediënten

- 2 theelepels mayonaise

- 2 eetlepels gehakte verse dragon of 2 theelepels gedroogde dragon plus takjes dragon voor garnering

- Twee 6-ounce, 1-inch dikke tonijnsteaks

- Zout en gemalen peper naar smaak

- 1 theelepel olijfolie

- Geplette winterpompoen

a) Meng mayo en dragon in een kleine kom. Dek af en zet opzij. Verhit een zware koekenpan of grillpan op middelhoog vuur. Dep de tonijn droog met keukenpapier en breng op smaak met zout en gemalen peper.

b) Borstel olijfolie over het oppervlak van de vis. Pan grill ongeveer 3 minuten per kant voor medium. Breng over naar verwarmde borden. Bestrijk elke steak met een klodder dragonmayonaise en garneer met takjes dragon. Leg een berg pompoen naast de tonijn.

87. Geplette winterpompoen

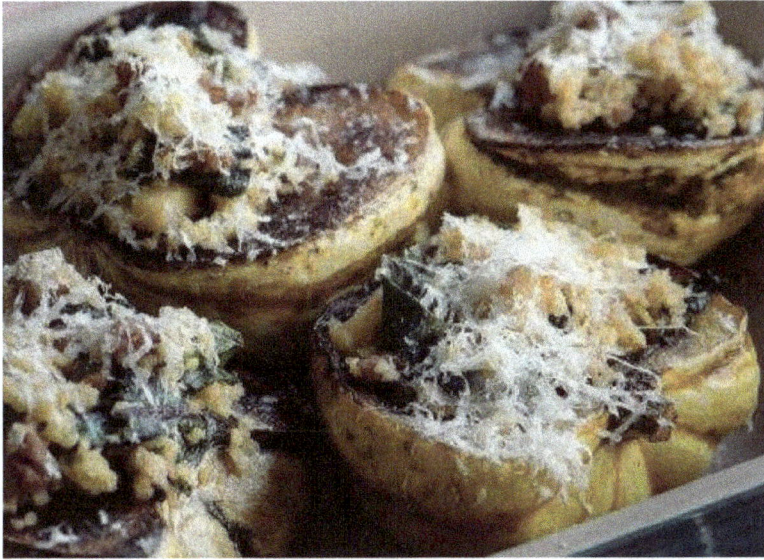

ingrediënten

- Halve kilo winterpompoen (butternut, hubbard)

- 2 eetlepels ongezouten boter

- Zout en versgemalen zwarte peper naar smaak

a) Prik met een vork op verschillende plaatsen in het oppervlak van de pompoen. Plaats in de magnetron en kook op hoog tot zacht, ongeveer 8 minuten.

88. Prosciutto met spiesjes

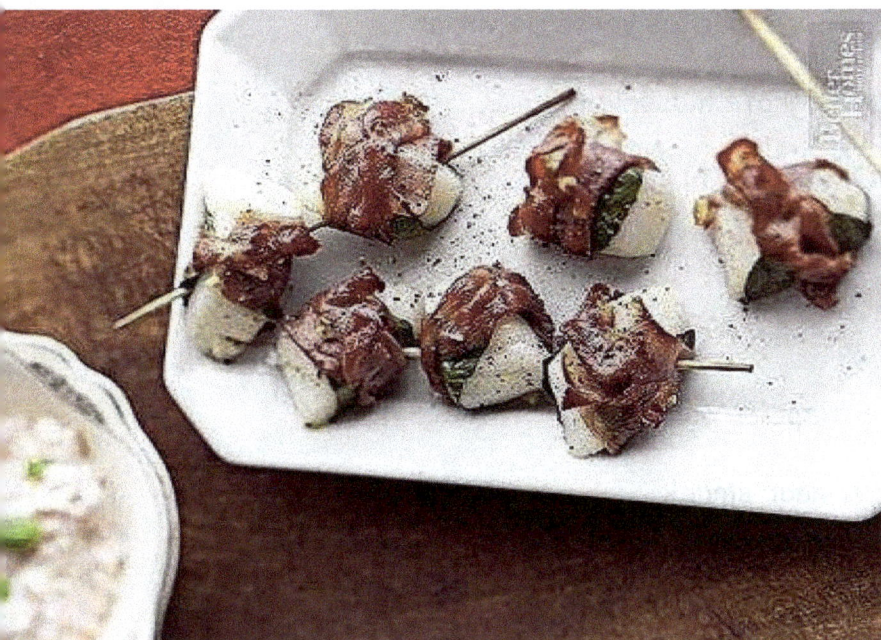

ingrediënten

- 2 ons dun gesneden prosciutto

- 12 grote blaadjes verse basilicum

- 12 ons grote mosselen

GEROOMDE SPINAZIE

- 1 eetlepel olijfolie

- 12 ons verse spinazie

- 2 eetlepels room

- Zout naar smaak

- $\frac{1}{2}$ theelepel versgemalen zwarte peper

- Een snufje vers geraspte nootmuskaat

a) Week 12 kleine houten spiesjes minimaal 20 minuten in water. Leg een plakje prosciutto op een werkvlak en leg er een basilicumblad op. Bedek met een mossel. Wikkel de prosciutto om de sint-jakobsschelpen en basilicum en stop ze opzij. Herhaal het proces om 12 pakjes te maken. Leg ze op de geweekte spiesen, dek af en zet apart. Verhit een grill of een grote pan.

b) Grill de pakketjes op middelhoog vuur boven houtskool of in een pan, besprenkeld met een beetje olijfolie, tot de prosciutto begint te sissen. Draai een keer en ga verder met koken, niet meer dan 5 minuten in totaal.

c) Bak intussen de spinazie in een grote pan met een beetje olie tot hij geslonken is. Voeg de room toe, breng op smaak met peper, zout en een beetje nootmuskaat. Maak om te serveren een bedje van geroomde spinazie op elk van de twee voorverwarmde borden. Schuif het pakje sint-jakobsschelpen van de spiesjes en verdeel ze over de spinazie.

89. Seitan en zwarte bonen

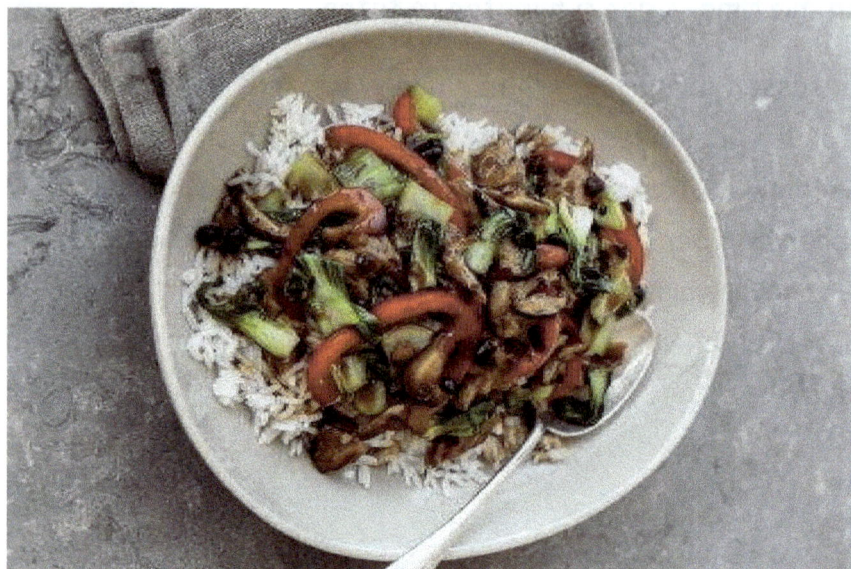

Voor de saus:

- 400 g blik zwarte bonen, uitgelekt en afgespoeld.

- 75 g zachte donkerbruine suiker.

- 3 teentjes knoflook.

- 2 eetlepels sojasaus.

- 1 theelepel Chinees vijfkruidenpoeder.

- 2 eetlepels rijstazijn.

- 1 eetlepel gladde pindakaas.

- 1 rode chilipeper, fijngehakt.

Om te frituren:

- 350 g pot gemarineerde stukjes seitan.

- 1 eetlepel maizena.

- 2-3 eetlepels plantaardige olie.

- 1 rode paprika, in plakjes.

- 300 g paksoi, in plakjes.

- 2 lente-uitjes, gesneden.

- Rijstnoedels of bereide rijst, om te serveren.

Routebeschrijving:

a) Begin met het maken van de saus, doe de helft van de bonen in de kom van een voedselmolen met de rest van de actieve ingrediënten en voeg 50 ml water toe. Breng op smaak en mix tot een gladde massa. Doe in een pan en verwarm voorzichtig ongeveer 5 minuten of zo, tot het glanzend en dik is.

b) Giet de seitan af en dep droog met keukenpapier. Meng de seitanstukjes in een kom met de maizena en zet apart. Verhit de wok tot hoog, voeg een beetje olie toe en dan de seitan - het kan zijn dat je dit in porties moet doen. Bak ongeveer 5 minuten tot de randen bruin zijn. Haal de seitan met een schuimspaan uit de wok en leg apart op een bord.

c) Als de wok in dit stadium droog is, voeg dan 1 theelepel plantaardige olie toe. Kook 3-4 minuten, doe dan de seitan terug in de pan, roer de saus erdoor en breng 1 minuut aan de kook.

90. Curry Tofu Hoezen

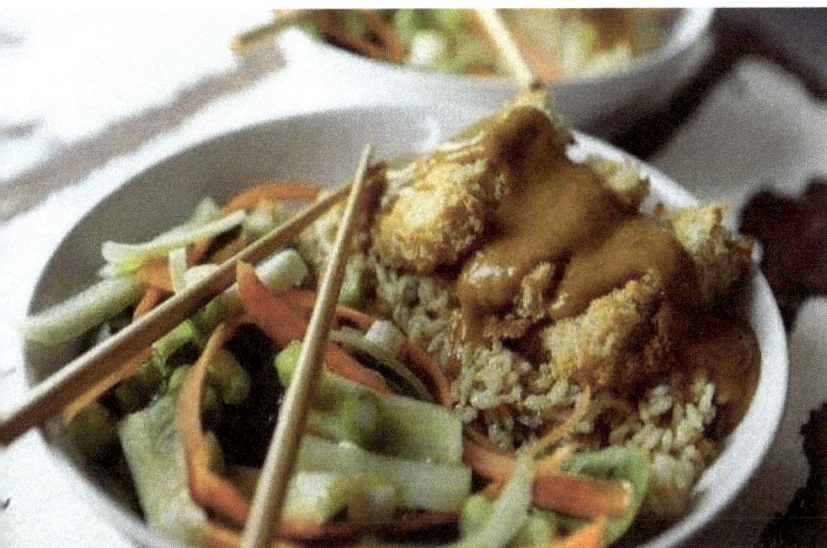

Ingrediënten:

- 1/2 rode kool, gesnipperd.

- 4 volle eetlepels zuivelvrije yoghurt

- 3 eetlepels muntsaus.

- 3 pakjes tofu van 200 g, elk in 15 blokjes gesneden.

- 2 eetlepels tandoori currypasta.

- 2 eetlepels olie.

- 2 uien, gesnipperd.

- 2 grote teentjes knoflook, in plakjes gesneden.

- 8 chapati's.

- 2 limoenen, in vieren.

Routebeschrijving:

a) Meng de kool, yoghurt en muntsaus, breng op smaak en zet apart. Meng de tofu met de tandooripasta en 1 eetlepel olie. Verhit een pan en kook de tofu, in porties, een paar minuten aan elke kant, tot ze goudbruin zijn. Haal met een schuimspaan uit de pan en

b) Voeg de resterende olie toe aan de pan, roer de ui en knoflook erdoor en kook 8-10 minuten tot ze zacht zijn. Doe de tofu terug in de pan en breng goed op smaak.

c) Verwarm de chapati's volgens de aanwijzingen op de verpakking, bestrooi elk met wat kool, gevolgd door gecurryde tofu en een flinke scheut limoen.

91. Thaise salade met tempeh

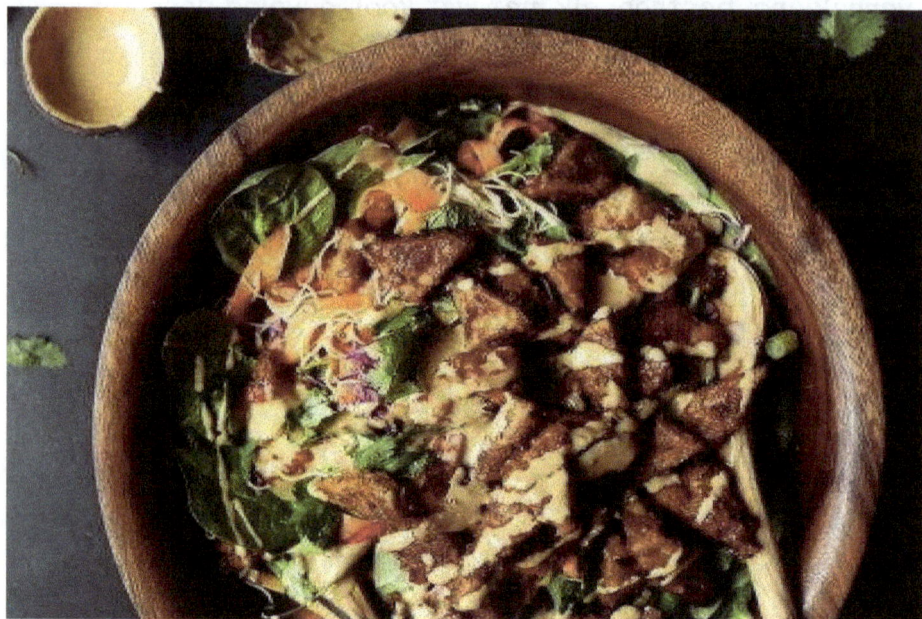

Salade:

- 6 ons vermicelli noedels

- 2 middelgrote hele wortelen, "geribd" met een dunschiller of spiralizer.

- 2 stengels groene ui

- 1/4 kop gehakte koriander.

- 2-3 eetlepels gesneden munt.

- 1 kop losjes verpakte spinazie

- 1 kop zeer fijn gesneden rode kool.

- 1 middelgrote rode paprika.

- 1 partij gemarineerde pinda-tempeh.

Pleister:

- 1/3 kopje gezouten fluweelzachte pindakaas, amandelboter of zonneboter.

- 3 eetlepels glutenvrije tamari.

- 3 eetlepels ahornsiroop.

- 1 theelepel chili knoflooksaus

- 1 middelgrote limoen, sap (schil - 3 eetlepels of 45 ml).

- 1/4 kopje water (om te verdunnen).

Routebeschrijving:

a) Kook de rijstnoedels volgens de aanwijzingen op de verpakking, spoel af, giet af en laat afkoelen.

b) Voeg in een grote serveerschaal gekookte en gekoelde noedels, wortelen, groene uien, koriander, munt, spinazie, kool en rode paprika toe en meng voorzichtig om te combineren. Boek.

c) Maak dressing.

d) Voeg 1/2 van de tempeh (optioneel) en 1/2 van de dressing toe aan de salade en hussel. Top met tempeh en de resterende saus. Serveer onmiddellijk.

92. Puffed quinoareep

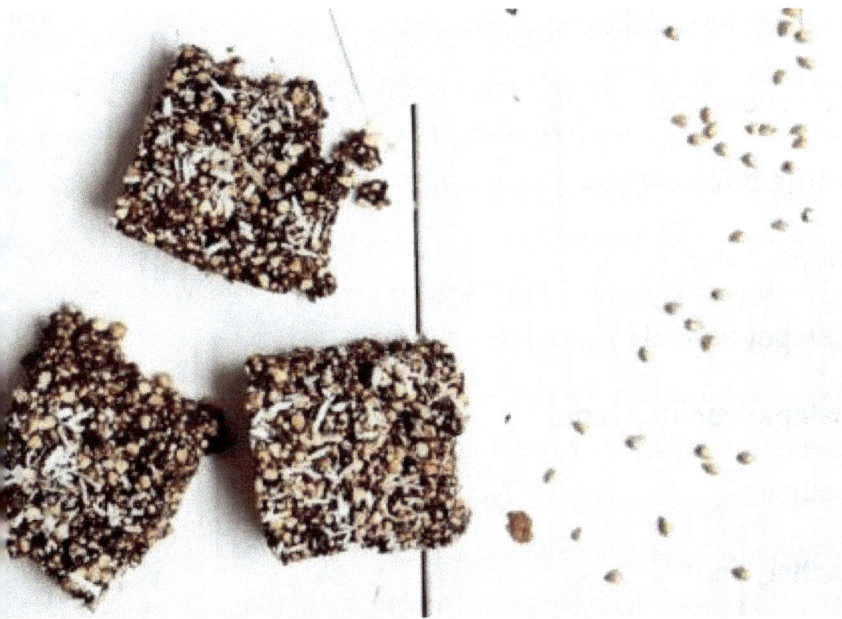

Ingrediënten:

- 3 eetlepels kokosolie.

- 1/2 kop rauw cacaopoeder.

- 1/3 kopje ahornsiroop.

- 1 eetlepel tahin

- 1 theelepel kaneel.

- 1 theelepel vanillepoeder.

- Zeezout.

Routebeschrijving:

a) Smelt in een kleine steelpan op middelhoog vuur de kokosolie, rauwe cacao, tahini, kaneel, ahornsiroop, vanillesiroop en zout samen tot het een dik chocolademengsel is.

b) Giet de chocoladesaus over de geraspte quinoa en meng goed. Plaats een grote lepel chocoladeschilfers in kleine bakvormpjes.

c) Leg ze minimaal 20 minuten in de vriezer om op te stijven. Bewaar in de vriezer en geniet!

93. Cchocolade koekjes

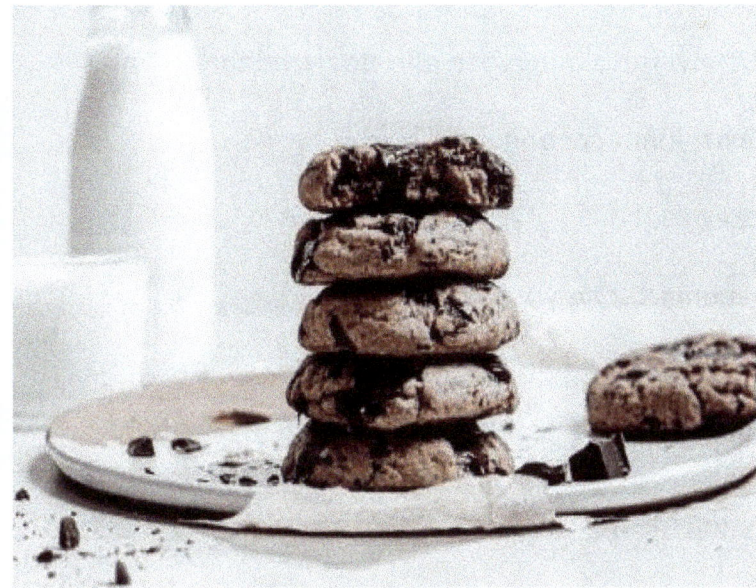

Ingrediënten:

- 2 kopjes glutenvrije bloem voor alle doeleinden.

- 1 theelepel natriumbicarbonaat.

- 1 theelepel zeezout.

- 1/4 kopje veganistische yoghurt.

- 7 eetlepels veganistische boter.

- 3 eetlepels cashewboter

- 1 1/4 kopjes kokossuiker.

- 2 chia-eieren.

- Pure chocoladereep, breek porties.

Routebeschrijving:

a) Verwarm de oven voor op 375 ° F

b) Klop in een middelgrote mengkom het glutenvrije meel, zout en bakpoeder door elkaar. Laat het opzij terwijl je de boter smelt.

c) Combineer de boter, yoghurt, cashewboter, kokossuiker in een kom en mix met een staande mixer of handmixer een paar minuten tot alles gemengd is.

d) Voeg de chia-eieren toe en meng goed.

e) Voeg het chia-eiermeelmengsel toe en mix op laag tot het is opgenomen.

f) Vouw de chocoladestukjes erdoor.

g) Zet het deeg 30 minuten in de koelkast.

h) Haal het deeg uit de koelkast en laat het ongeveer 10 minuten op kamertemperatuur komen en bekleed een bakplaat met bakpapier.

i) Schep met je handen 1 1/2 eetlepels koekjesdeeg op bakpapier. Laat wat ruimte tussen elk koekje.

j) Bak de koekjes 9-11 minuten. Opgewonden raken!

94. SHell edamame dip

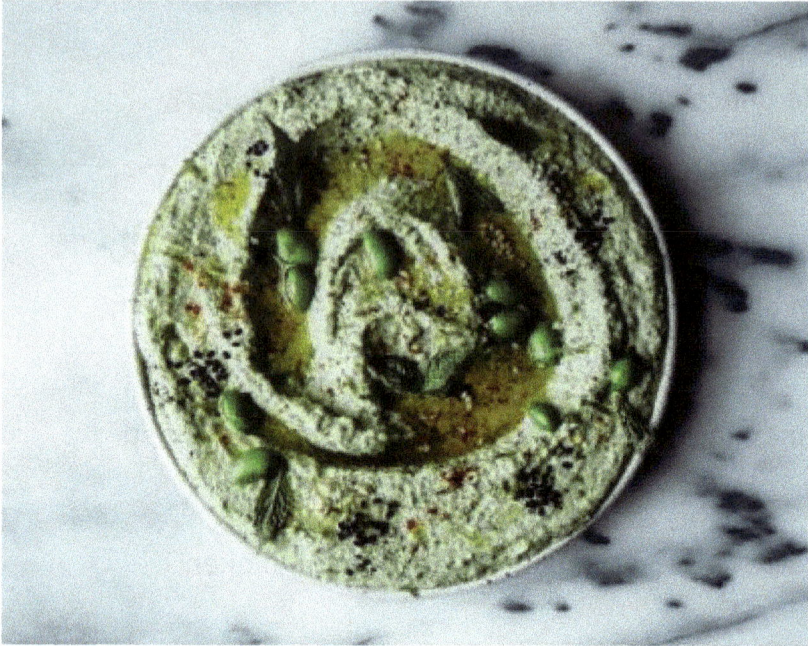

Ingrediënten:

- 1/2 kop gesneden rode ui.

- Sap van 1 limoen.

- Zeezout.

- Een handvol koriander.

- Tomatenblokjes (optioneel).

- Chili vlokken.

Routebeschrijving:

a) Pureer de ui een paar seconden in een blender. Voeg vervolgens de rest van de actieve ingrediënten toe en pulseer tot de edamame in grote porties is gemengd.

b) Lekker als broodbeleg, voor op een broodje, als dip of als pestosaus!

95. Mcashew-atcha-bekers

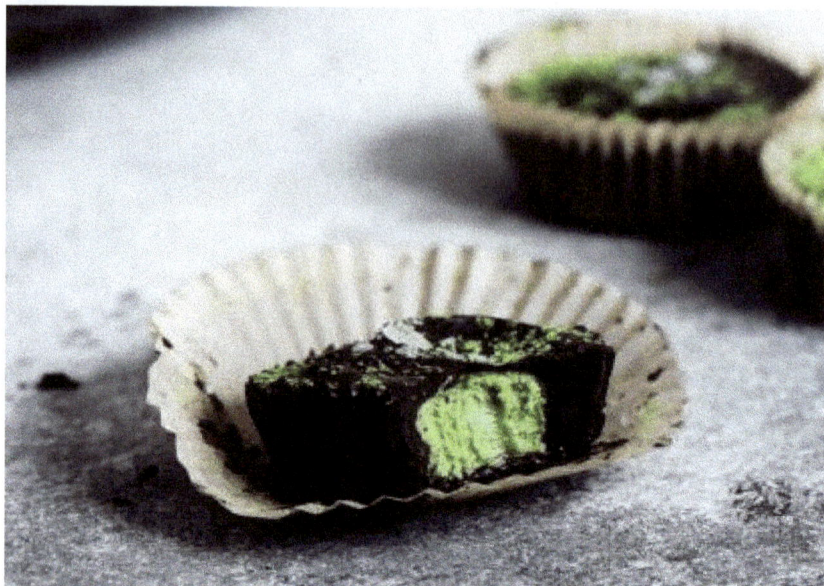

Ingrediënten:

- 2/3 kopje cacaoboter.

- 3/4 kop cacaopoeder.

- 1/3 kopje ahornsiroop.

- 1/2 kopje cashewboter of wat je maar wilt.

- 2 theelepels matchapoeder.

- Zeezout.

Routebeschrijving:

a) Vul een pan met 1/3 kopje water en plaats een kom erop, dek de pan af. Zodra de pot heet is en het water eronder kookt, smelt je de cacaoboter in de pot, zet je het vuur aan en. Eenmaal gesmolten, haal van het vuur en roer de ahornsiroop en cacaopoeder er een paar minuten door tot de chocolade dikker wordt.

b) Gebruik een middelgrote cupcake voering om de onderste laag te vullen met een royale lepel van het chocolademengsel. Leg ze 15 minuten in de vriezer om uit te harden.

c) Haal de bevroren chocolade uit de vriezer en leg 1 eetlepel van het matcha/cashewboterbeslag op de bevroren chocoladelaag. Bestrooi met zeezout en laat 15 minuten in de vriezer staan.

96. Chickpea chocoladeschilfers

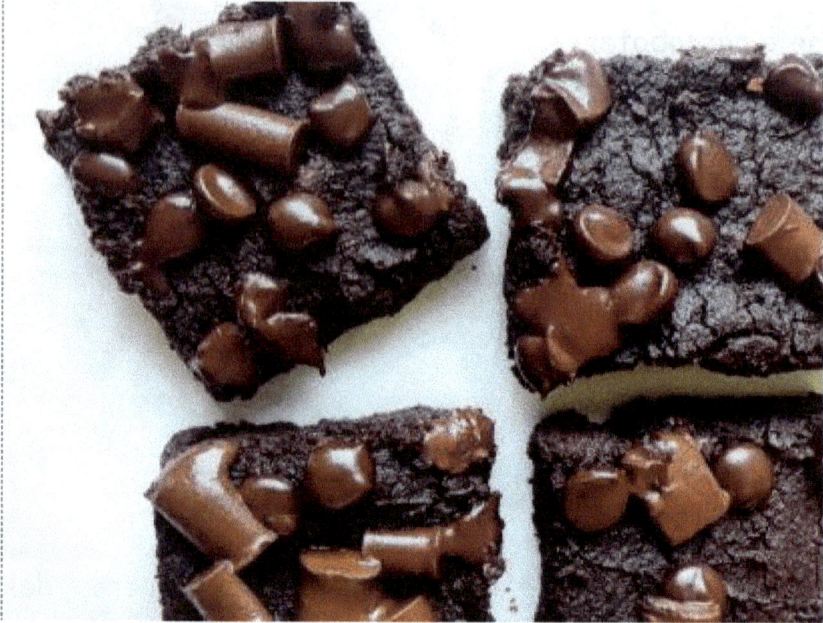

Ingrediënten:

- Blik kikkererwten 400 g, afgespoeld, uitgelekt.

- 250 g amandelboter.

- 70 ml ahornsiroop.

- 15 ml vanillepasta.

- 1 snufje zout.

- 2 gram bakpoeder.

- 2 g natriumbicarbonaat.

- 40 g veganistische chocoladeschilfers.

Routebeschrijving:

a) Verwarm de oven voor op 180°C/350°F.

b) Vet de grote pan in met kokosolie.

c) Combineer de kikkererwten, amandelboter, ahornsiroop, vanille, zout, bakpoeder en bakpoeder in een blender.

d) Mix tot een gladde massa. Meng de helft van de chocoladeschilfers erdoor, verdeel het beslag in de voorbereide pan.

e) Bestrooi met achtergehouden chocoladevlokken.

f) Bak gedurende 45-50 minuten of tot een prikker die erin is gestoken er schoon uitkomt.

97. Svochtige groene koekjes

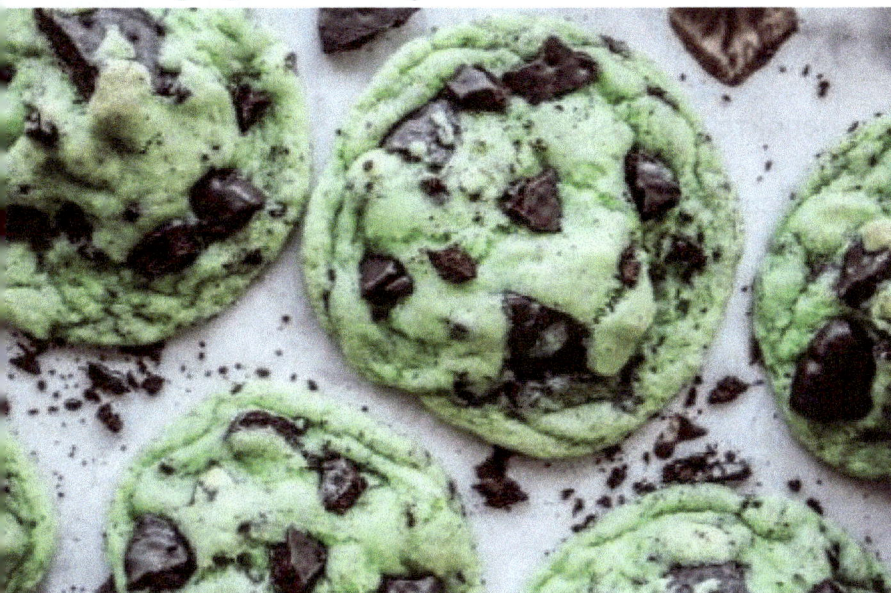

Ingrediënten:

- 165 g doperwten.

- 80 g gehakte medjool dadels.

- 60 g zijden tofu, gepureerd.

- 100 gram amandelmeel.

- 1 theelepel bakpoeder.

- 12 amandelen.

Routebeschrijving:

a) Verwarm de oven voor op 180°C/350°F.

b) Doe de erwten en dadels in een keukenmachine.

c) Verwerk tot er een dikke pasta ontstaat.

d) Doe het erwtenmengsel over in een kom. Meng tofu, amandelmeel en bakpoeder. Vorm van het mengsel 12 balletjes.

e) Leg de balletjes op de met bakpapier beklede bakplaat. Druk elke bal plat met geoliede handpalm.

f) Steek in elk koekje een amandel. Bak de koekjes 25-30 minuten of tot ze licht goudbruin zijn.

g) Koel af op een rooster voor het serveren.

98. Bananasrepen

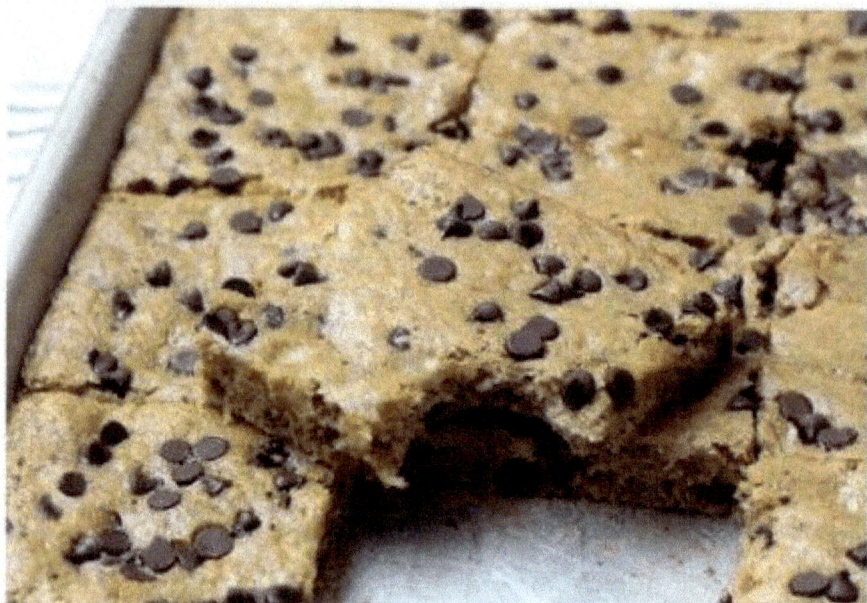

Ingrediënten:

- 130 g zachte pindakaas.

- 60 ml ahornsiroop.

- 1 banaan, gepureerd.

- 45ml water.

- 15 g gemalen lijnzaad.

- 95 gram gekookte quinoa.

- 25 gram chiazaad.

- 5 milliliter vanille.

- 90 g snelkokende havermout.

- 55 gram volkorenmeel.

- 5 gram bakpoeder.

- 5 gram kaneel.

- 1 snufje zout.

- Beleg:

- 5 ml gesmolten kokosolie.

- 30 g vegan chocolade, gehakt.

Routebeschrijving:

a) Verwarm de oven voor op 180°C/350°F.

b) Bekleed een bakplaat van 16 cm met bakpapier.

c) Combineer het lijnzaad en water in een kleine kom. Zet 10 minuten opzij.

d) Meng in een aparte kom de pindakaas, ahornsiroop en banaan. Roer het lijnzaadmengsel erdoor.

e) Zodra je een glad mengsel hebt, voeg je de quinoa, chiazaden, vanille-extract, haver, volkorenmeel, bakpoeder, kaneel en zout toe.

f) Giet het beslag in de voorbereide ovenschaal. Snijd in 8 repen.

g) Bak de repen 30 minuten.

h) Maak ondertussen de topping; combineer de chocolade en kokosolie in een hittebestendige kom. Zet het boven het kokende water tot het smelt.

i) Haal de repen uit de oven. Zet 15 minuten op een rooster om af te koelen. Haal de repen uit de ovenschaal en besprenkel met chocoladetopping. Dienen.

99. Pdonuts met roteïne

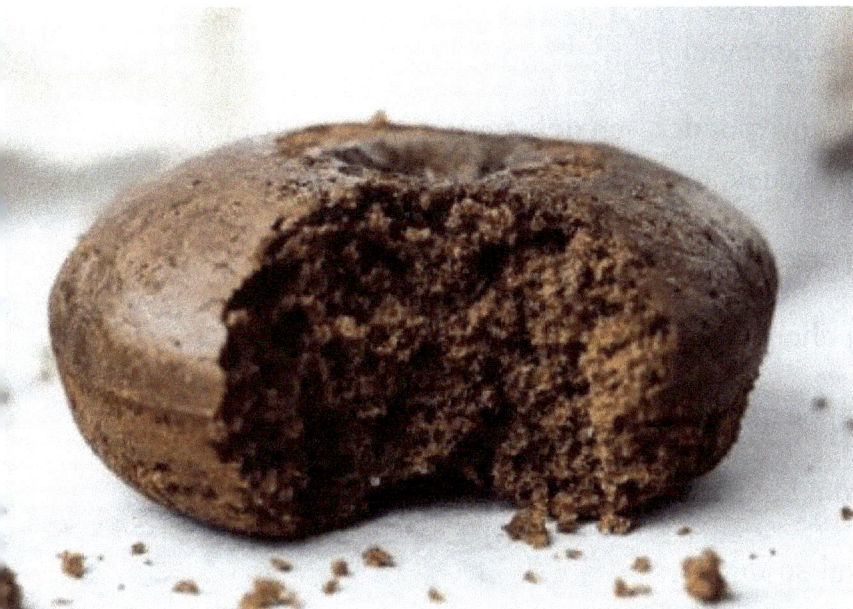

Ingrediënten:

- 85 g kokosmeel.

- 110 g eiwitpoeder van gekiemde bruine rijst met vanillesmaak.

- 25 g amandelmeel.

- 50 g ahornsuiker.

- 30 ml gesmolten kokosolie.

- 8 gram bakpoeder.

- 115 ml sojamelk.

- 1/2 theelepel appelciderazijn.

- 1/2 theelepel vanillepasta.

- 1/2 theelepel kaneel.

- 30 ml biologische appelmoes.

- Aanvullend:

- 30 g gepoederde kokossuiker.

- 10 gr kaneel.

Routebeschrijving:

a) Meng in een kom alle droge ingrediënten.

b) Meng in een aparte kom de melk met de appelmoes, kokosolie en ciderazijn.

c) Spatel de natte ingrediënten door de droge en mix tot alles goed gemengd is.

d) Verwarm de oven voor op 180 ° C / 350 ° F en vet een donutvorm met 10 gaten in.

e) Giet het voorbereide beslag in een ingevette donutvorm.

f) Bak de donuts 15-20 minuten.

g) Terwijl de donuts nog warm zijn, bestrooi je ze met kokossuiker en kaneel. Serveer warm.

100. Htofu met sesam

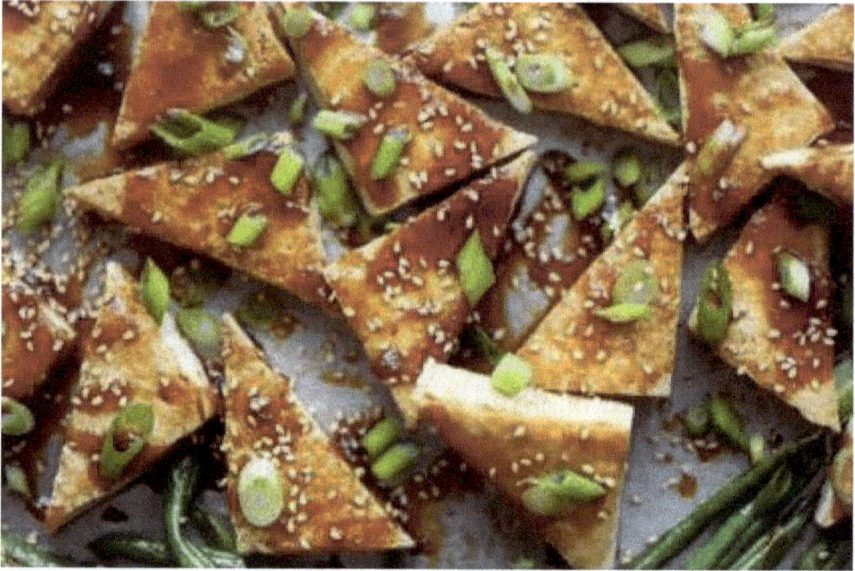

Ingrediënten:

- 12 ons extra stevige tofu, uitgelekt en gedroogd.

- Olie of kookspray.

- 2 eetlepels natriumarme sojasaus of tamari.

- 3 teentjes knoflook, gesnipperd.

- 1 lepel honing.

- 1 eetlepel geraspte verse gepelde gember.

- 1 theelepel geroosterde sesamolie.

- 1 kilo sperziebonen, schoongemaakt.

- 2 eetlepels olijfolie.

- 1/4 theelepel rode pepervlokken (optioneel).

- Koosjer zout.

- Vers gemalen zwarte peper.

- 1 middelgrote ui, zeer fijn gesneden.

- 1/4 theelepel sesamzaadjes.

Routebeschrijving:

a) Zet 10 tot 30 minuten opzij. Klop soja- of tamarisaus, knoflook, honing, gember en sesamolie in een grote kom; opzij zetten.

b) Snijd de tofu in driehoeken en leg ze in een enkele laag op de helft van de voorbereide bakplaat. Besprenkel met het sojasausmengsel. Bak tot ze goudbruin zijn aan de onderkant, 12 tot 13 minuten.

c) Draai de tofu om. Leg de sperziebonen in een enkele laag op de andere helft van de bakplaat. Besprenkel met olijfolie en bestrooi met rode pepervlokken; breng op smaak met peper en zout.

d) Keer terug naar de oven en bak tot de tofu aan de andere kant goudbruin is, nog 10 tot 12 minuten. Bestrooi met sesamzaadjes en serveer direct.

CONCLUSIE

Er zijn veel dingen die kunnen bijdragen aan uw succes, maar het belangrijkste bent u zelf! Laat je niet naar beneden halen door anderen, bodybuilding tijdens een veganistisch dieet kan vaak resulteren in negatieve opmerkingen van anderen. Ik koos ervoor om haar te negeren en hun ongelijk te bewijzen.

Zolang u een dieetplan volgt dat uit veel eiwitten, koolhydraten, vetten, fruit en groenten bestaat en in een gestaag tempo vooruitgang boekt met lichaamsbeweging, is er geen reden om te falen. Je moet gewoon gemotiveerd blijven en volhouden. Als je eenmaal alle kennis en technieken hebt toegepast die je uit deze gids hebt geleerd, plus je eigen onderzoek, houdt niets je meer tegen - dus ga aan de slag en veel succes!

www.ingramcontent.com/pod-product-compliance
Lightning Source LLC
Chambersburg PA
CBHW051712020426

42333CB00014B/951